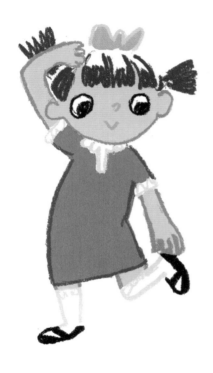

从头到脚
透视身体书

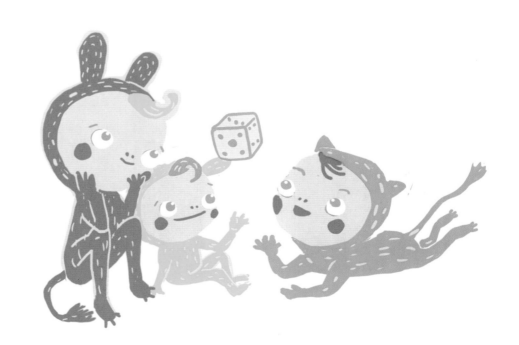

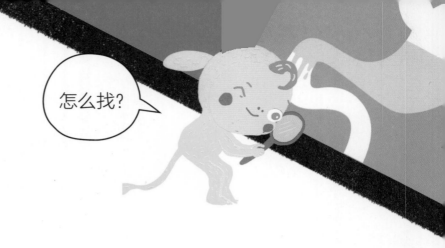

怎么找？

从头到脚
透视身体书

文：〔法〕苏菲·多瓦

图：〔英〕OKIDO 工作室

翻 译：陈郁婷

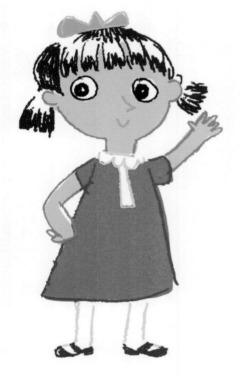

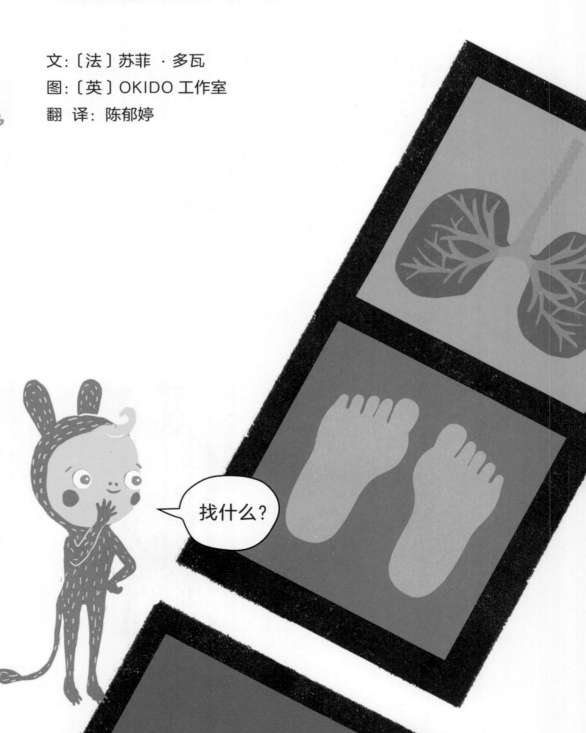

找什么？

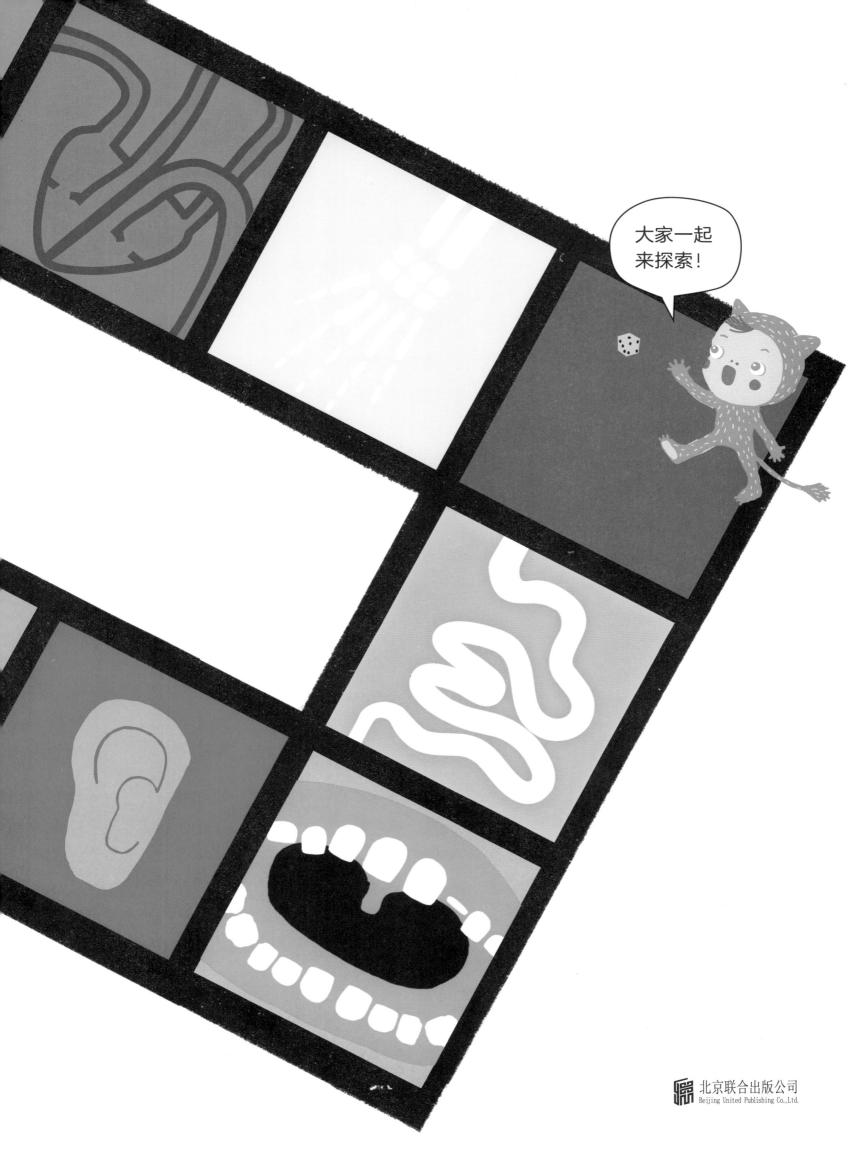

北京联合出版公司
Beijing United Publishing Co.,Ltd.

从头到脚的所有问题……

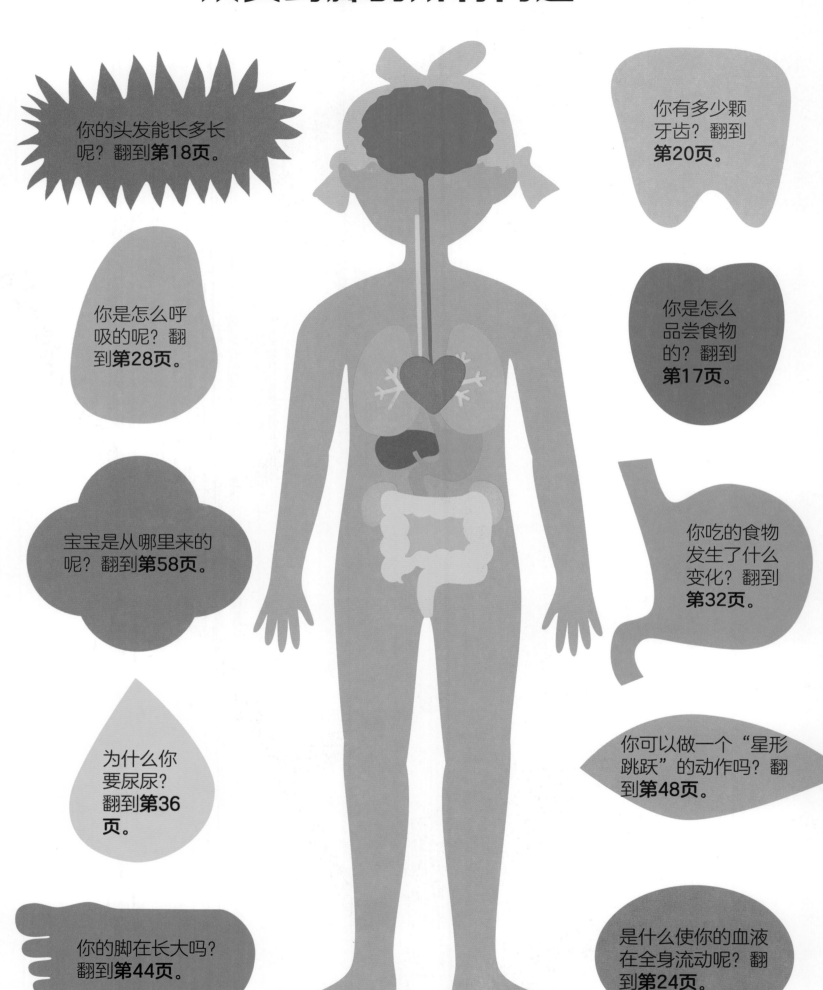

你的头发能长多长呢？翻到**第18页**。

你有多少颗牙齿？翻到**第20页**。

你是怎么呼吸的呢？翻到**第28页**。

你是怎么品尝食物的？翻到**第17页**。

宝宝是从哪里来的呢？翻到**第58页**。

你吃的食物发生了什么变化？翻到**第32页**。

为什么你要尿尿？翻到**第36页**。

你可以做一个"星形跳跃"的动作吗？翻到**第48页**。

你的脚在长大吗？翻到**第44页**。

是什么使你的血液在全身流动呢？翻到**第24页**。

这里找找看！

我要怎么使用这本书呢？

你准备好要从头到脚、由里到外开始探索身体的旅程了吗？

跟可可打招呼

25 厘米

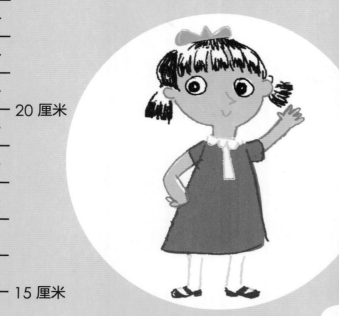

你好，我是可可，是你的小助手！我喜欢发现新事物，你也跟我一样吗？

20 厘米

15 厘米

你有多高呢？
用这本书来量一下你的身高，
你会是几本书的高度呢？

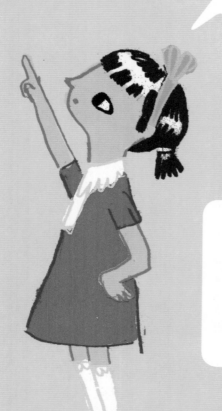

10 厘米

你好！我是可可的朋友小艾，我正在听心跳的声音。你也可以把手放在你的胸部，感受一下自己的心跳！

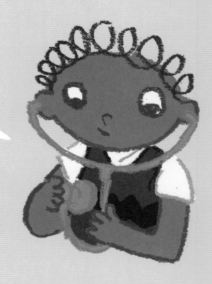

5 厘米

当你看到……

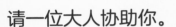

请一位大人协助你。

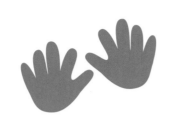

动手做做看！

 接下来翻到哪儿？
你的**大脑**控制你的肌肉。
请翻到**第46页——我的肌肉**。

……去另一页发现更多秘密！

认识探索好伙伴

这三名探索好伙伴都热爱冒险，他们会在你的身体里旅行，并告诉你身体运作的方式！

你们看！就是这条路，大家准备好了吗？快跟上我吧！

让我先看看地图，找一下路线……

来吧，伙伴们！我们有好多东西要去探索呢！

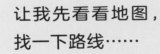

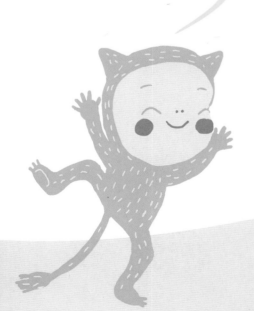

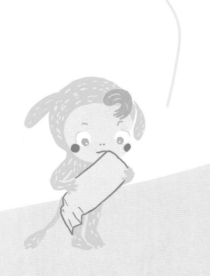

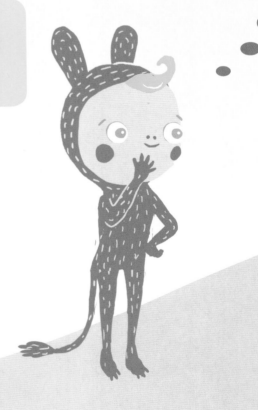

好！出发……

7

我的大脑

从1数到10，动动双腿来跳舞！

是什么让你跳舞的呢？是你的大脑！它控制着你身体的某些部位。这张图能让你看到大脑内部的样子。

轻轻敲敲你的头，这里有头骨，它可以保护你的大脑。

活动

嘿，我找到你平常想事情用的部位了！

思考

我还记得把最喜欢的玩具放在哪儿了。你呢？

记忆

大脑的不同部位控制着不同的行为，比如"思考"。大脑还控制着些什么呢？

看！这些信息在体内来回传递。

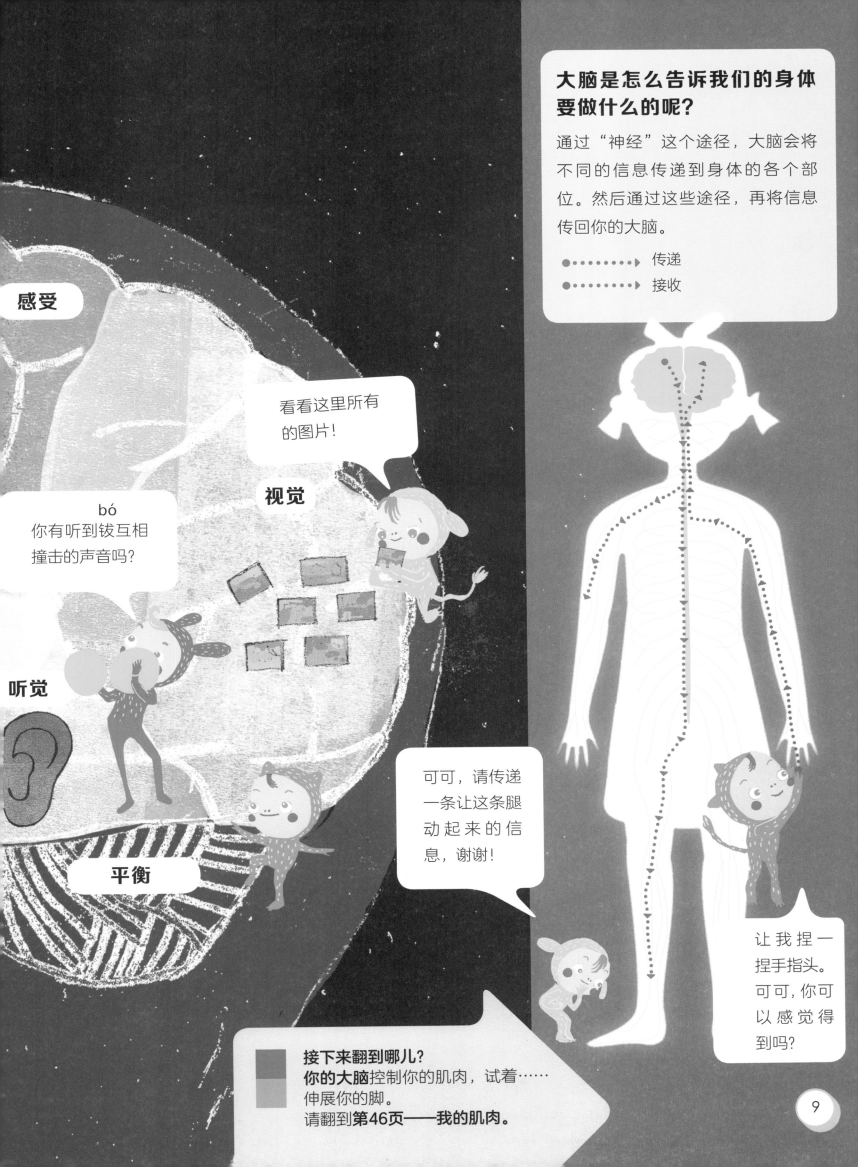

感受

看看这里所有的图片!

视觉

bó
你有听到钹互相撞击的声音吗?

听觉

平衡

可可,请传递一条让这条腿动起来的信息,谢谢!

大脑是怎么告诉我们的身体要做什么的呢?

通过"神经"这个途径,大脑会将不同的信息传递到身体的各个部位。然后通过这些途径,再将信息传回你的大脑。

●········▶ 传递

●········▶ 接收

让我捏一捏手指头。可可,你可以感觉得到吗?

接下来翻到哪儿?
你的大脑控制你的肌肉,试着……
伸展你的脚。
请翻到第46页——我的肌肉。

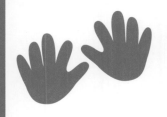

遥控大脑游戏

来玩这个游戏，思考你的大脑是如何控制身体的。

你需要
纸板、彩色笔、造型服、一个朋友

1 用纸板制作一个遥控器，写上简单的指令。穿上造型服或常穿的衣服。

2 决定出谁当大脑、谁当身体。接着大脑喊出指令——转身、跳、抓住一把椅子……

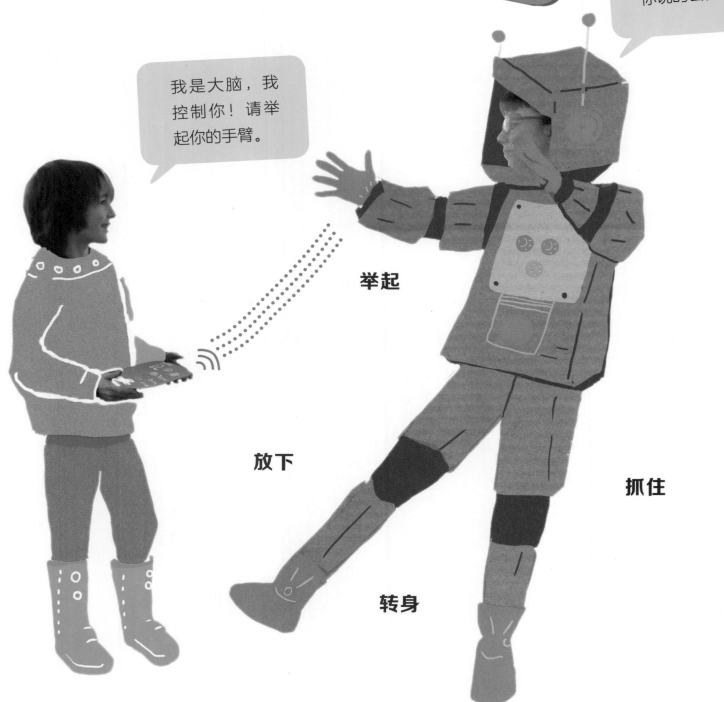

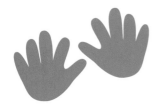

记忆游戏

运用大脑的力量！你的记忆力好吗？

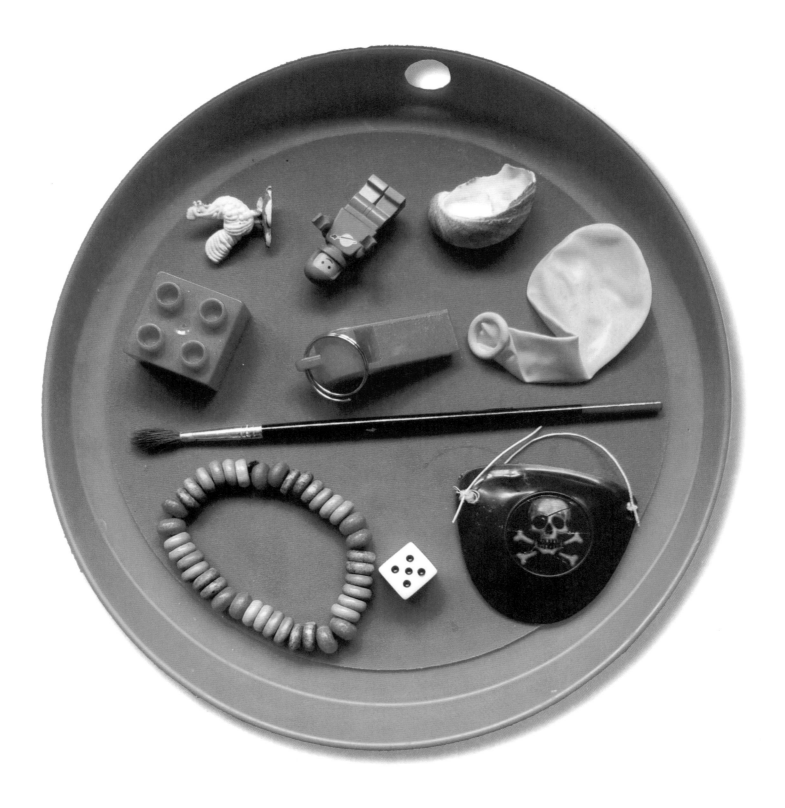

观察盘子里的物品一分钟，试着记住所有物品。

现在翻到下一页……

有什么东西不见了？你猜对了吗？

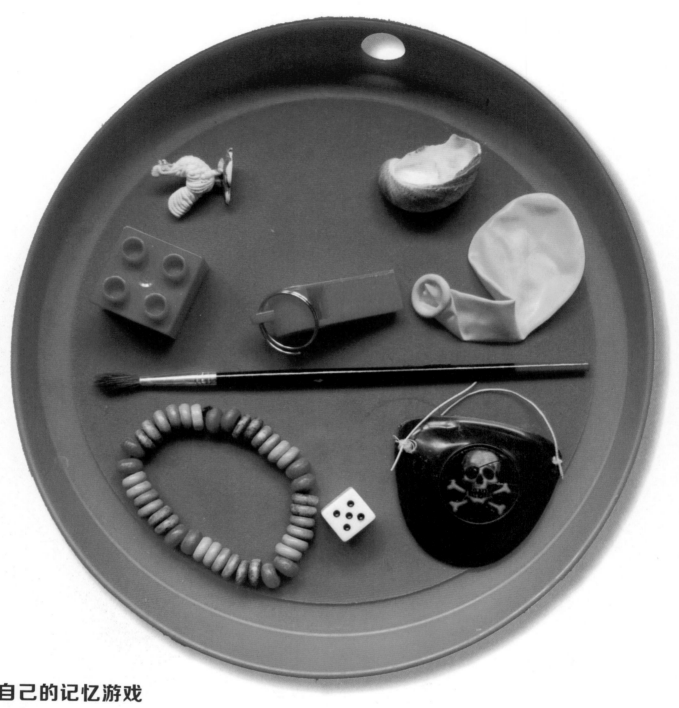

设计自己的记忆游戏
和朋友一起玩

你需要
纸盘、10件小物品

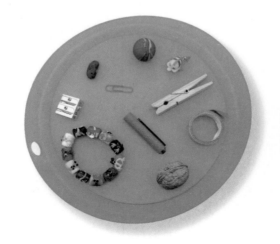
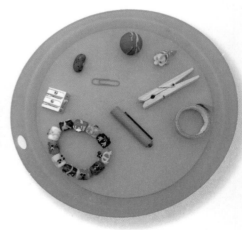

1 请你的好友观察盘子里的物品
一分钟。

2 在好友闭上眼睛时，拿走其中
一件物品。他会发现什么东西
不见了吗？

我的感觉

你能辨别什么是安全的、什么是危险的吗？

人们利用感觉器官感受这个世界。人有五种感觉，分别是味觉、触觉、嗅觉、视觉和听觉。

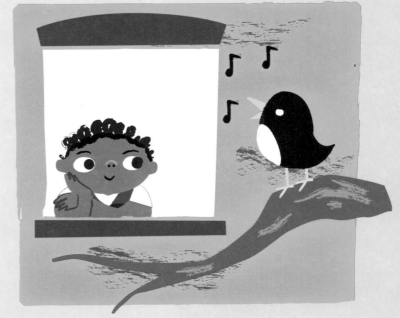

小艾可以看到鸟儿，
并听到它歌唱。

连连看

你能说出小艾正在体验哪一种感觉吗？将正确的文字说明与图片连线。
哪一种是他没有体验到的感觉呢？

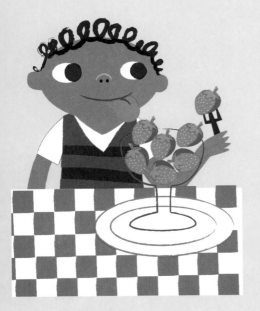

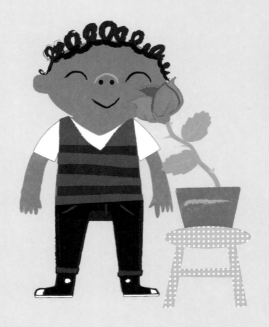

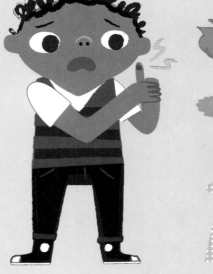

摸
皮肤

看
眼睛

闻
鼻子

尝
舌头

听
耳朵

13

我的感觉

可可和她的朋友小艾正在享用一顿美妙又愉快的野餐。

· 在池塘中他们可以**看到**什么动物呢？

· 有一种带刺的东西是可可和小艾最好不**触碰**的，那是什么呢？

· 野餐时，可可和小艾可以**品尝**到什么甜甜的东西呢？

· 他们**听到**有歌唱声，是谁在唱歌呢？

· 他们**闻到**好臭的气味！那会是什么发出的味道呢？

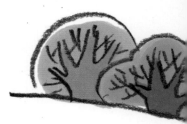

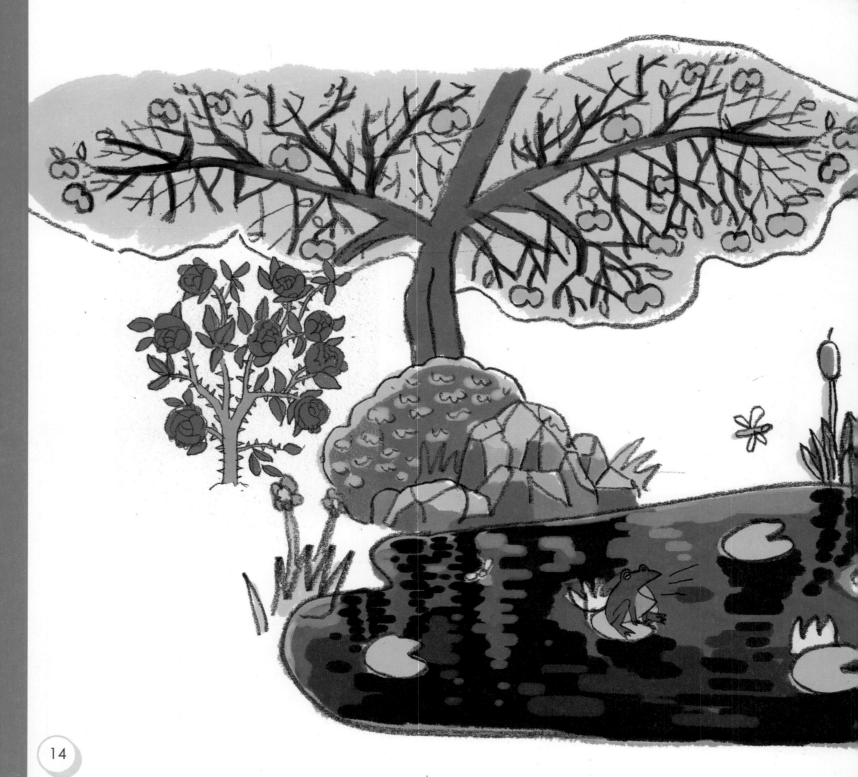

你可以为这张图制作你自己的问题清单。还有
什么东西是可以看一看、听一听、闻一闻、尝
一尝，还有摸一摸的呢？

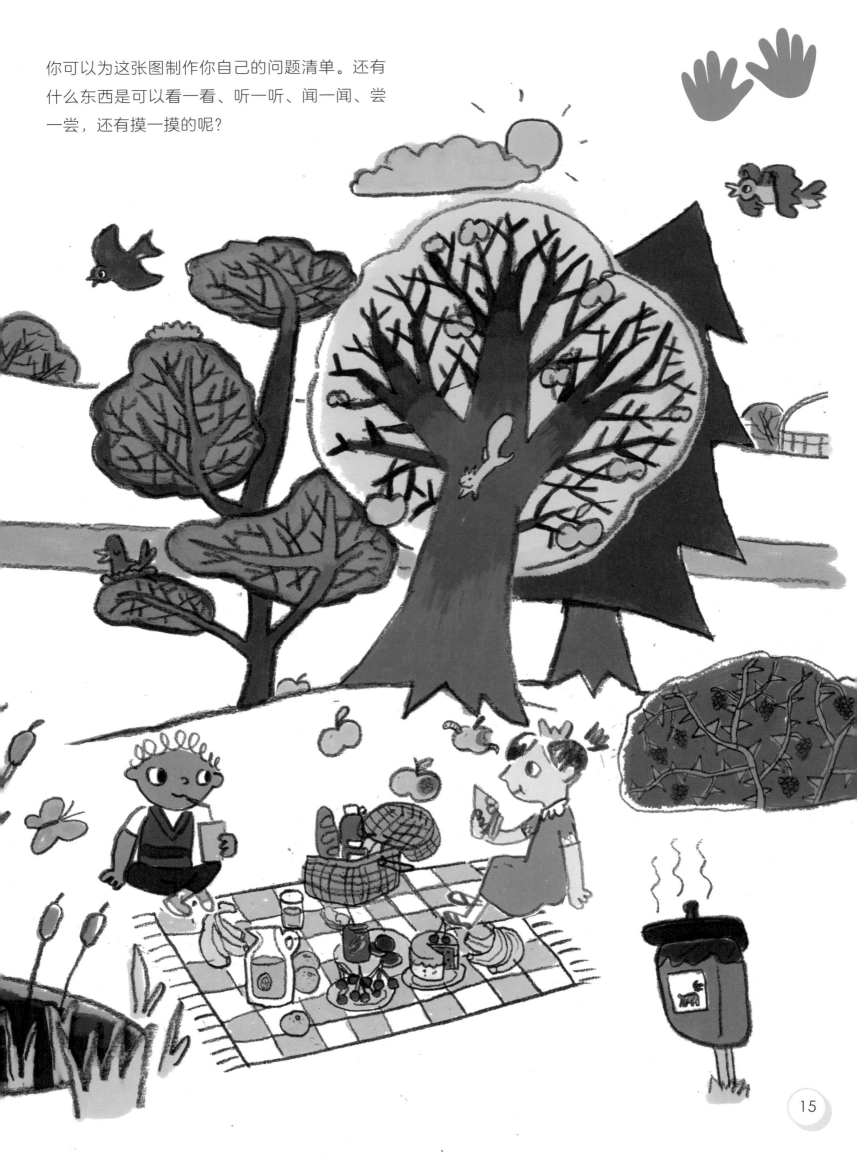

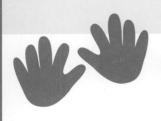

摸摸看，猜猜看

是什么东西藏在箱子里呢？

你需要

纸箱、剪刀、不同的物品

需要大人帮忙！

请大人帮忙在箱子上面剪出一个比手大一点的洞，再把不同的东西放进箱子里。

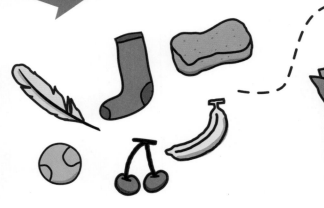

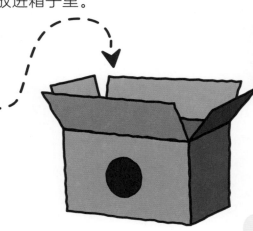

把手伸到纸箱摸一摸，形容一下你的感觉。是粗糙的吗？是光滑的吗？是软软的，或是硬硬的，还是让手指痒痒的？是什么呢？不会咬人吧？

哦！我变成黑白色了，赶快在下一页找到我的颜色吧！

眼睛的恶作剧

你的眼睛有时会捉弄你。

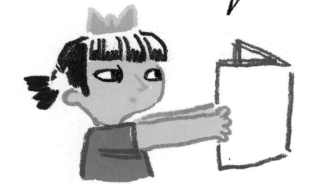

凝视这些蓝色的图案几秒钟。你有没有看到灰色的小点？

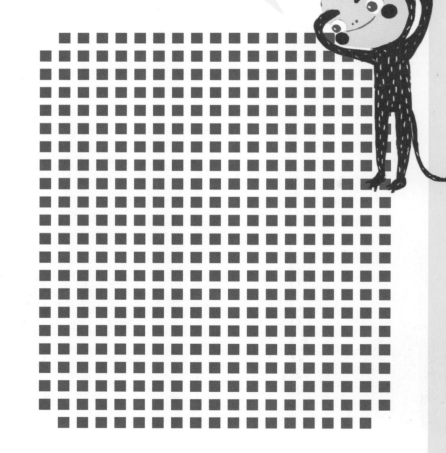

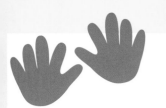

味觉小测试

当你吃东西的时候，你运用了什么感觉器官呢？

需要大人帮忙！

你需要

苹果、梨、切好的洋葱、芹菜、刀子、一块蒙眼布

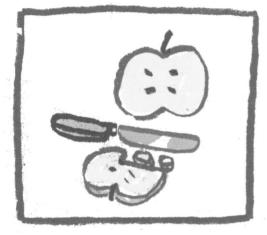

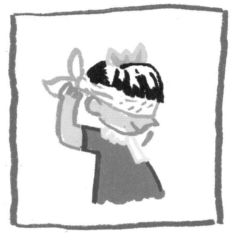

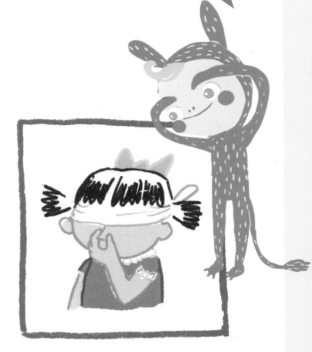

1 请大人把食物切成小块。

2 用蒙眼布把眼睛蒙起来。

3 捏住你的鼻子。先尝一小块，再尝另一块。

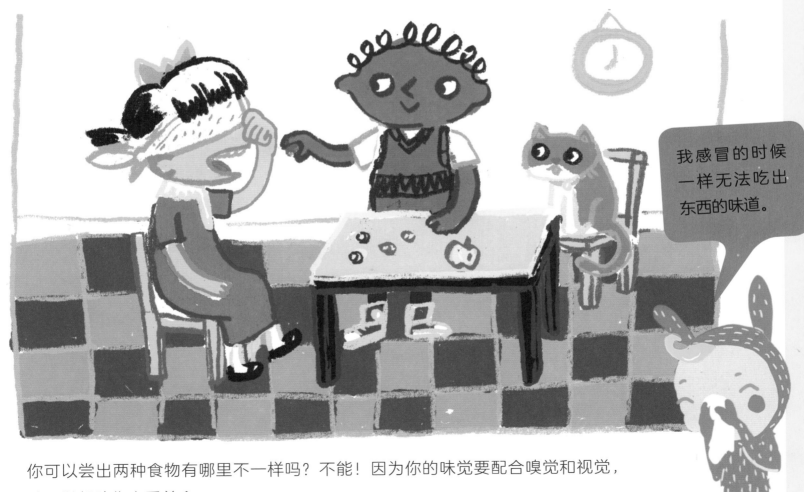

我感冒的时候一样无法吃出东西的味道。

你可以尝出两种食物有哪里不一样吗？不能！因为你的味觉要配合嗅觉和视觉，才可以帮助你享受美食。

我的头发

你觉得头发是用来做什么的呢？

让我们看起来更好看吗？帮助我们辨识彼此吗？能保暖吗？能保护我们吗？其实，这些都是头发的作用。

你的毛发好浓密。

你的头发是什么颜色的？是灰白色、褐色、红色还是黑色？

有些人会将自己的头发染成不同的颜色。

有一个好法子能让你知道头发生长的方式。你可以观察染发的人，从发根可以看到头发自然的颜色。

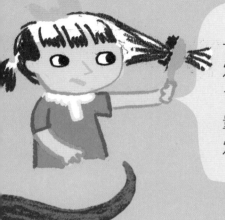

一个成年人的头发一年大约会长15厘米。用尺子量量看，你的头发有多长呢？

你是哪一种发型？是直发、大波浪，还是小卷发呢？

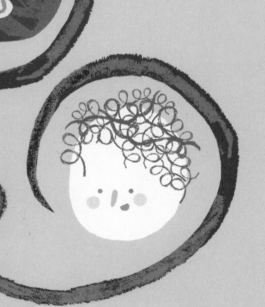

年纪大的人可能会掉头发或变成光头。你能在这里找到那个光头的人吗？

接下来翻到哪儿？
你的皮肤可以像头发或眼睛一样，变成不同的颜色。
请翻到**第40页——我的皮肤**。

长大

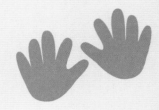

当你逐渐长大，毛发也会越来越多，特别是男孩。男孩长大后，可能会有八字胡、山羊胡等不同形状的胡子。

手指上的胡子

25 厘米

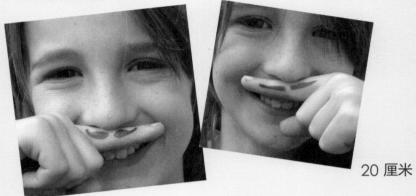

20 厘米

① 请用可擦拭的墨水笔将山羊胡子的形状画在你的手指上。

② 试着在每根手指上画出不同的胡子形状。

胡子明信片

15 厘米

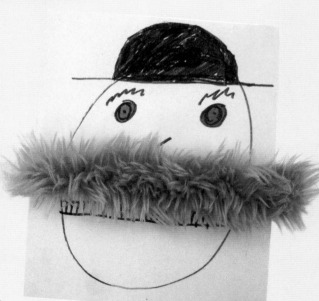

10 厘米

① 在纸上画出一张脸。

5 厘米

② 从毛织品上剪出一片"胡子"。

③ 将"胡子"粘在你画的脸上，完成你独家设计的有胡子的角色！

我的牙齿

你如何吃酥脆的饼干？

你的牙齿能把食物切断、撕开，然后咀嚼成更小的颗粒。一般6岁的儿童约有20颗乳牙，随着年龄的增长，这些乳牙会掉落，长出32颗恒牙。

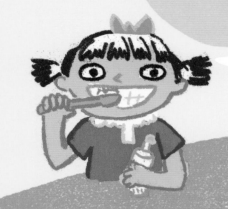

你能数一数这张嘴里有多少颗牙齿吗？

我要掉下来了！

前面的牙齿是用来切断食物的。它们有锐利的边缘。

看！这里有一个让新牙生长的空间。

哦！不！可怕的病菌正在吃野餐后留下来的残渣。这些病菌会伤害牙齿，我们最好赶快呼叫牙刷！

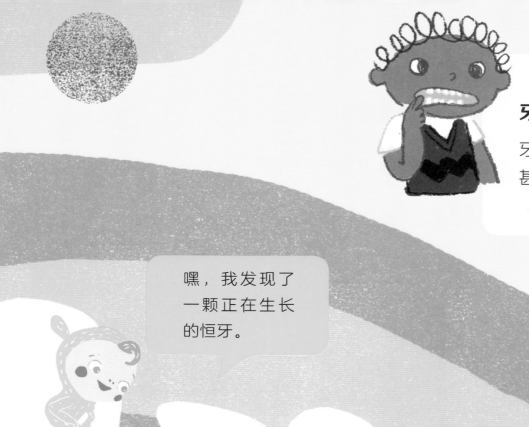

牙齿有多硬呢？

牙齿是全身最坚硬的器官，甚至比骨头还要硬呢！

嘿，我发现了一颗正在生长的恒牙。

每天应该至少刷两次牙齿，这很重要，这能帮你清除牙齿上的食物残渣。

不要忘记刷我哦！

后面的牙齿是用来咀嚼的。这些牙的牙冠相当平整呢。

我的声音

大声唱你喜欢的歌！

歌声是从你的喉咙里发出来的，
它们是由声带制造的！

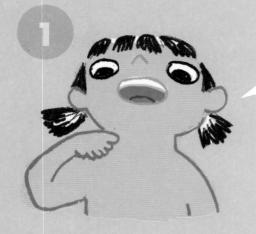

1

当你唱歌的时候，把手放在喉咙上，你能感觉到你的喉咙在颤动吗？

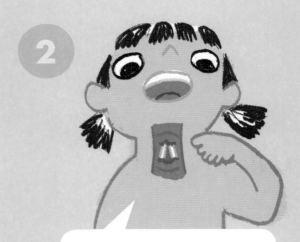

2

你看！这里有一根管子，里面富有弹性的部件就是声带。

当你唱歌时，你的声带是闭合着的，就像下面这张图片画的一样。

当你停止唱歌时，你的声带就张开了。

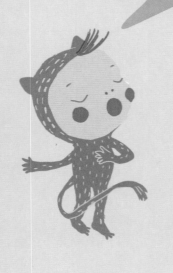

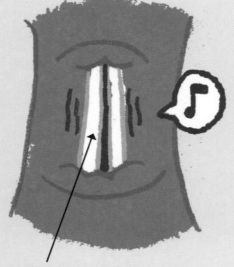

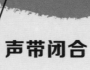

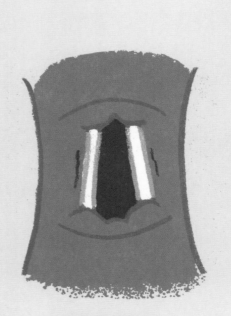

声带闭合

声带张开

制作音箱

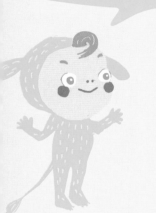

高亢还是低沉？

随着你的成长，你的声音会发生变化。通常男孩的声音会比女孩的声音低沉。

你需要

两只不同口径的塑料杯、四条松紧带

① 在每只杯子上都绷两条松紧带，然后把两只杯子放在一起。

② 用手指弹拨松紧带制造声音。

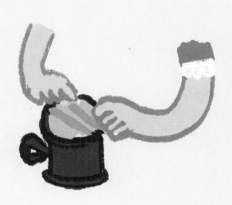

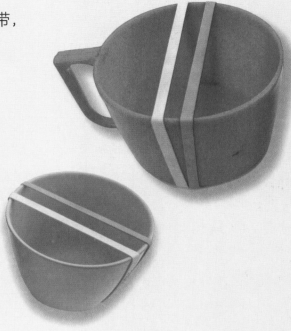

两只杯子发出的声音听起来有什么不同吗？哪只杯子会发出较低沉的声音呢？

制作纸哨

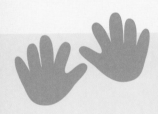

你需要

一张长10厘米、宽5厘米的纸，一把剪刀

需要大人帮忙！

1

将纸对折。

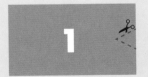

2

在对折的地方剪掉一个小三角形。

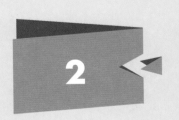

3

把两个边折起来，放在你的嘴上。

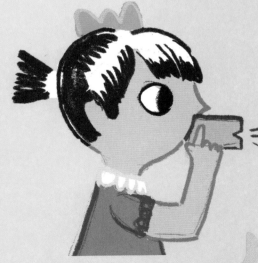

用力吹！

接下来翻到哪儿？
你的身体制造许多声音。

请翻到第62页——身体的声音。

23

我的心脏和血液

你的身体里有什么东西是每天从早到晚不停地跳动着的？

心脏把血液泵到全身。血液的流动，就像一辆车奔驰在蜿蜒的道路上。

我们在哪里？

让我们跟着心脏跳动的声音前进。

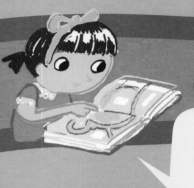

用手指跟着血液一起旅行。跟着箭头走！

血液有许多任务

 它温暖你的身体。

 它把食物中的营养带到全身。

 它清理并带走身体里的垃圾。

观察图片，看看血液还可以做什么呢？

血液里面有什么呢？

 红细胞

 白细胞

 血小板

请在图片里找一找，它们的功能分别是什么？

我吃病菌。

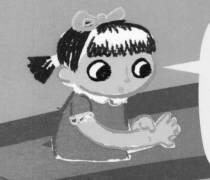

当你的心脏跳动时，就会产生脉搏。用手指压住手腕，来感受脉搏的跳动。

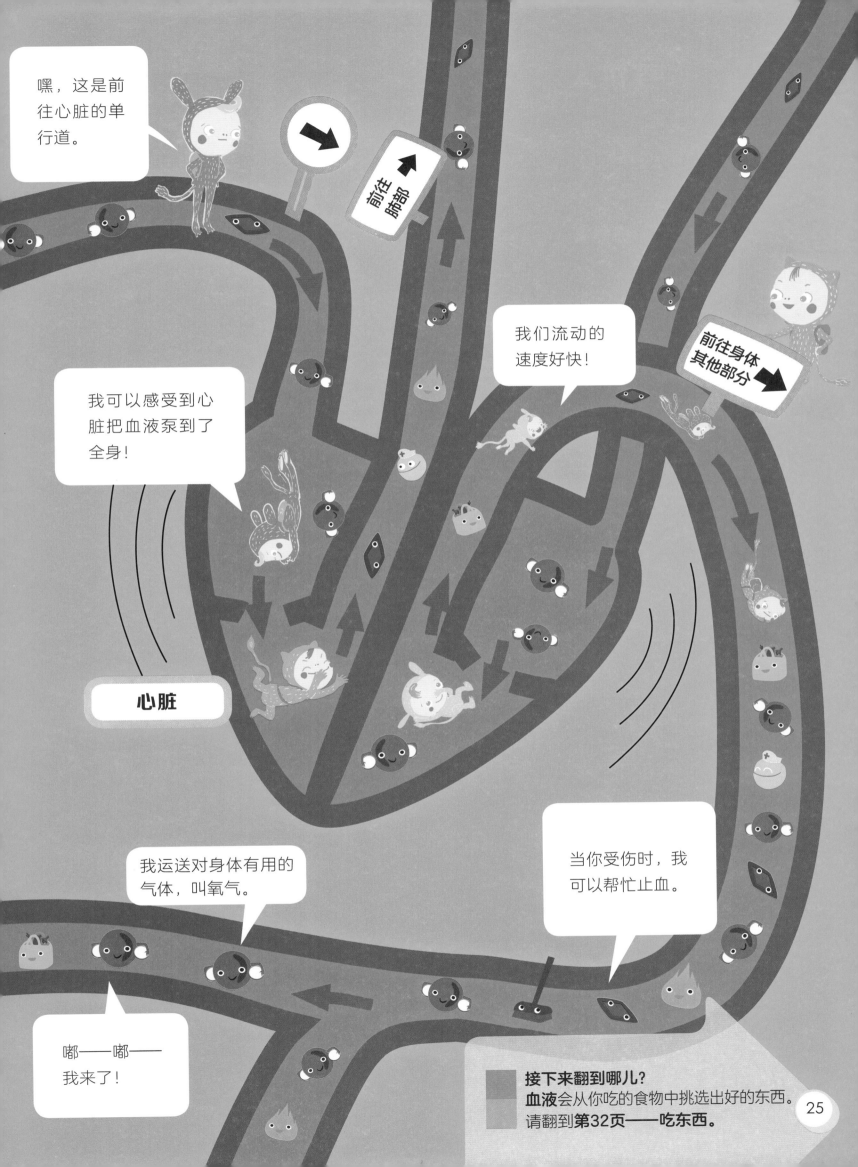

接下来翻到哪儿？
血液会从你吃的食物中挑选出好的东西。
请翻到第32页——吃东西。

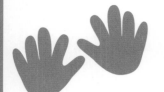

姜饼人

你需要

面粉·····················200克

小苏打·················1茶匙

奶油（切成小丁）······100克

红糖·····················75克

鸡蛋·····················1颗

金色糖浆·············4茶匙

混合香辛料···········1茶匙

肉桂粉·················1茶匙

红色和白色的糖霜、果脯或干果

需要大人帮忙！

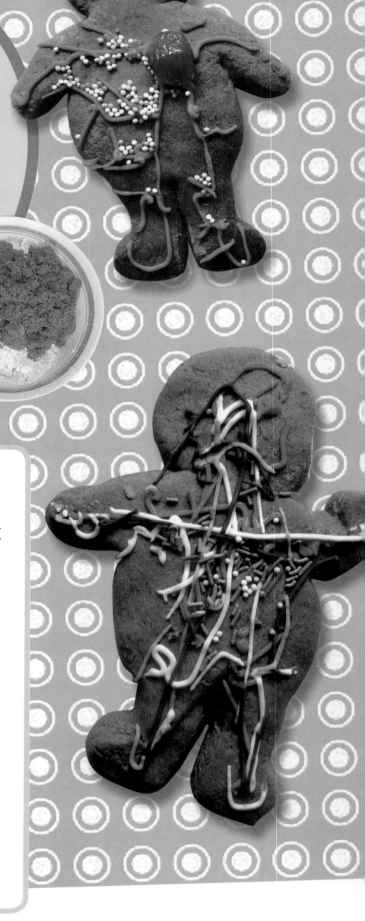

如何制作

1 将烤箱预热至180℃。除了果脯和糖霜，将其他材料全放到一个碗里混合起来。

2 把混合物拌匀，用手揉成面团。然后，把面团擀开成面片，和你的手指一样厚就行了。

3 用饼干模具在面片上切出四个姜饼人。

4 把姜饼人放置在涂抹了奶油的烤盘上，放入烤箱烤10分钟直至其呈金黄色。

5 把饼干取出，在室温下冷却。挤上红色和白色的糖霜，来表示血液在身体里旅行的轨迹。

6 放上一个代表心脏的果脯或者干果，然后开心地享用吧！

身体地图

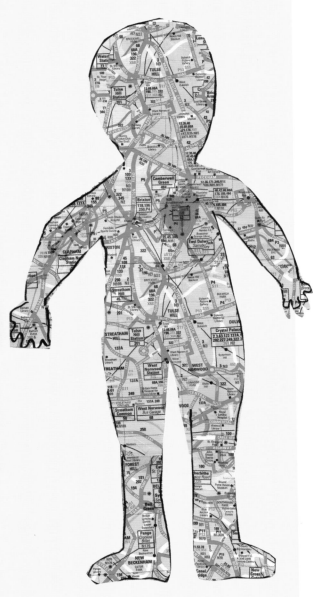

想象一下，你的体内有许多纵横交错的街道，能把血液输送到全身的每个角落。

1️⃣ 将一张老旧的交通图剪出一个人形。

2️⃣ 在上面画一个心脏。你能看出血液是怎么旅行的吗？

可可的伤口结痂了

可可的膝盖因为跌倒而受伤了，她的伤口开始流血，但是伤口后来自己痊愈了！

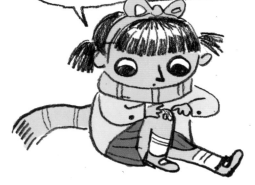

哦！我的膝盖流血了，好痛！

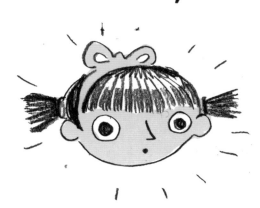

看！伤口上的血干了，并结了一个痂。

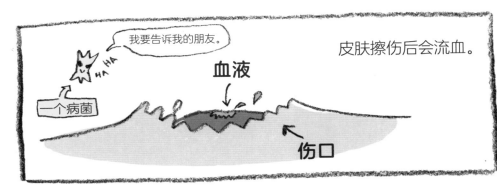

我要告诉我的朋友。

HA HA

一个病菌

血液

伤口

皮肤擦伤后会流血。

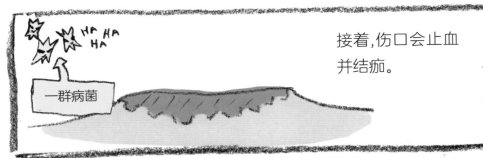

HA HA HA

一群病菌

接着，伤口会止血并结痂。

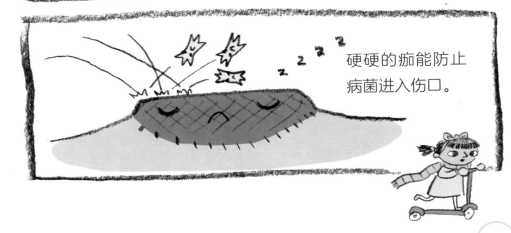

硬硬的痂能防止病菌进入伤口。

呼吸

准备好了吗？深吸一口气，别忘了吐气哦！

跟着探索好伙伴去探险吧，当你吸气或吐气时，体内会发生什么事情呢？从数字1开始。

你可以憋气憋多久呢？没有办法太久吧！因为我们活着就是需要呼吸的。

你的肺就像是手风琴。当你吸气时就像拉开手风琴，吐气时就像合上手风琴。

5

你有两个肺，那么这些空气会进入哪个肺呢？其实空气会同时进入两个肺。

你随时都在吸气和呼气，就算睡着时也一样。大多数时候你甚至不会意识到这一点！

6

你的肺就像是海绵，能从空气中吸收很多东西。

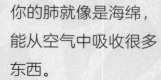

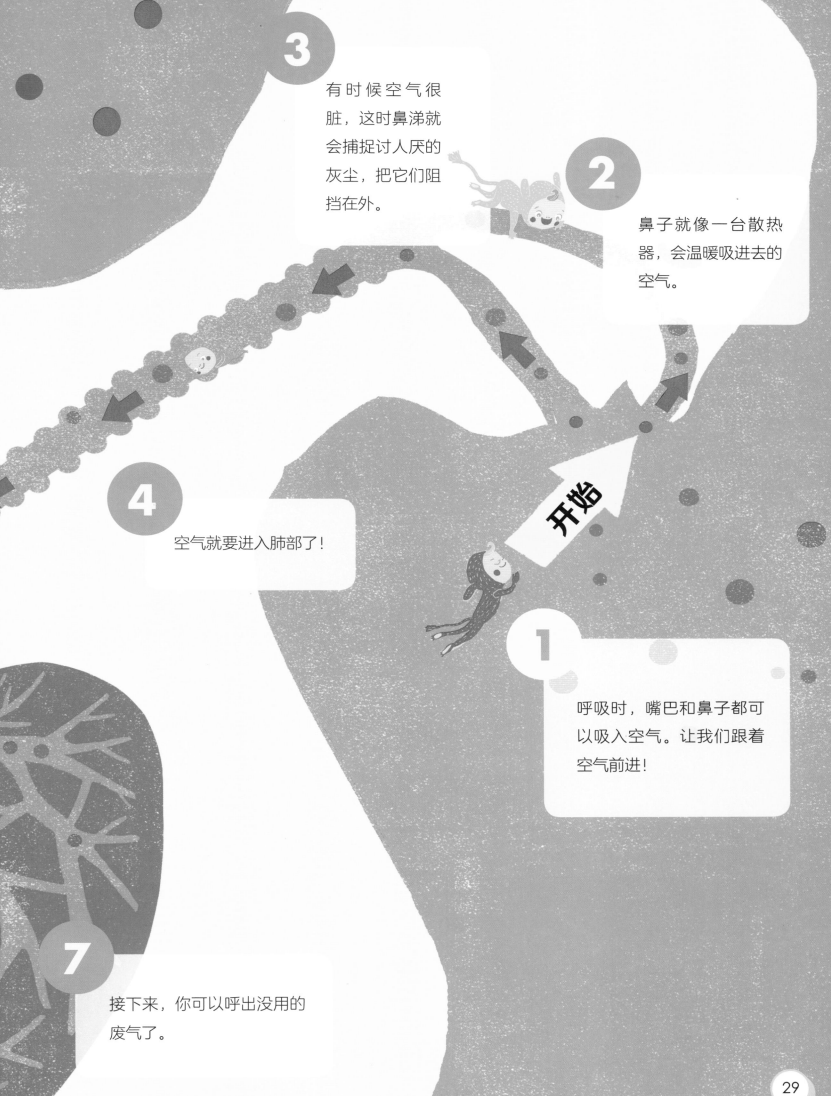

3 有时候空气很脏，这时鼻涕就会捕捉讨人厌的灰尘，把它们阻挡在外。

2 鼻子就像一台散热器，会温暖吸进去的空气。

开始

4 空气就要进入肺部了！

1 呼吸时，嘴巴和鼻子都可以吸入空气。让我们跟着空气前进！

7 接下来，你可以呼出没用的废气了。

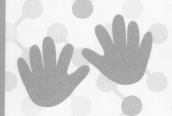

肺部呼出的空气

肺里的空气可以做许多事情。

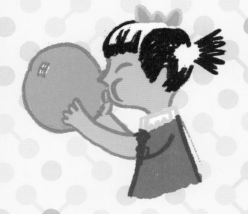

吹起一个大气球。里面的空气都是来自肺部的空气哦!

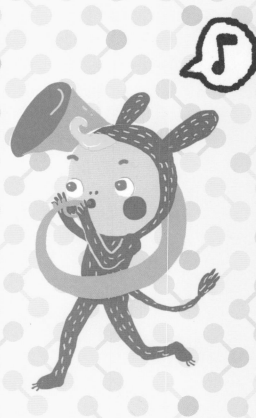

当你吹奏喇叭或号角时，你吹出来的空气也都是来自肺部的!

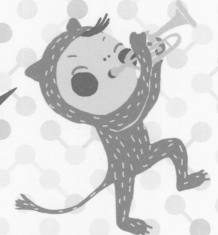

吹泡泡实验

空气是看不见的，但是你可以利用聪明的小实验来观察它的存在。

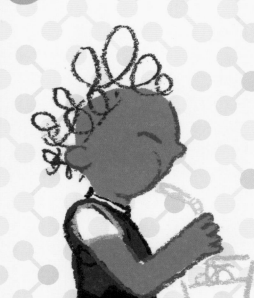

你需要

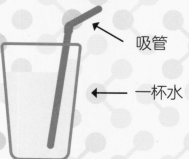

吸管

一杯水

1 通过吸管把空气吹到杯子里。

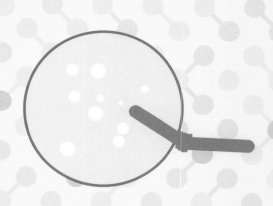

2 你看到什么了呢?
许多充满空气的泡泡。

测试一下，你可以一口气持续吹多长时间泡泡。

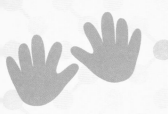

可可的喘气实验

可可不停地在楼梯间上上下下！接下来，你觉得她会开始快速喘气，还是慢慢呼吸呢？

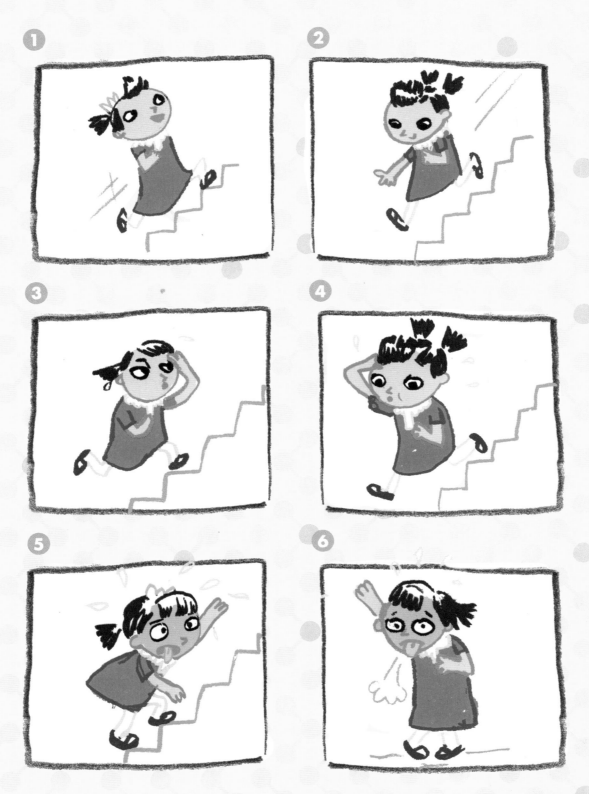

运动时，你需要吸入更多的空气。所以大脑就会命令身体加速呼吸，这样才能为身体提供更多的氧气。

现在，你来试试看！但是要注意安全，不要奔跑。

吃东西

晚餐后，食物都跑到哪里去了呢？

这些被你吃掉的食物，开始在身体里进行一次"伟大的冒险"！可可吃了一些蔬菜，我们一起来看看食物在她身体里会发生哪些变化吧。

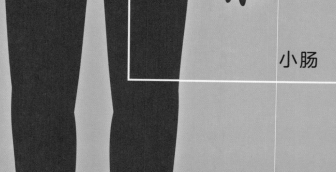

嘴

食道

胃

小肠

食物给我提供能量，让我可以到处玩耍。

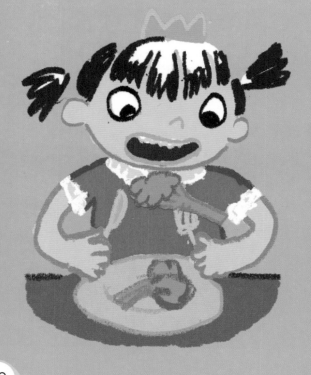

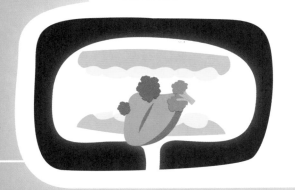

可可用牙齿把蔬菜咬碎并咀嚼成小碎块，用舌头品尝食物——是咸的，还是甜的？

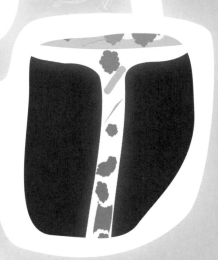

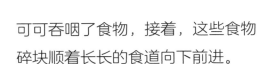

可可吞咽了食物，接着，这些食物碎块顺着长长的食道向下前进。

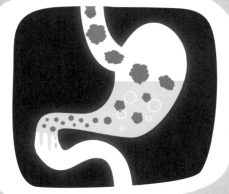

在她的胃里，这些蔬菜和胃液混合在一起，变成更小的食物颗粒。

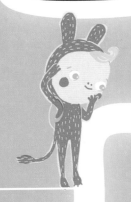

这些小颗粒继续前往一个很长的、正在蠕动的管子——小肠里。然后，食物颗粒会分解成更小的分子，进入血液继续旅行。

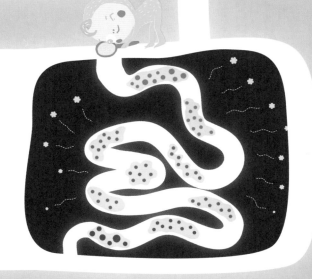

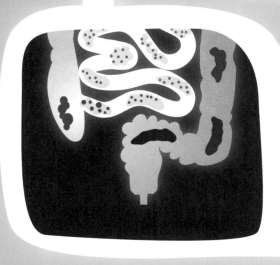

食物残渣会进入下一个管子——大肠里。最后变成便便。

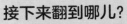 **接下来翻到哪儿？**
你的血液会把食物的营养带到全身。
请翻到**第24页——我的心脏和血液。**

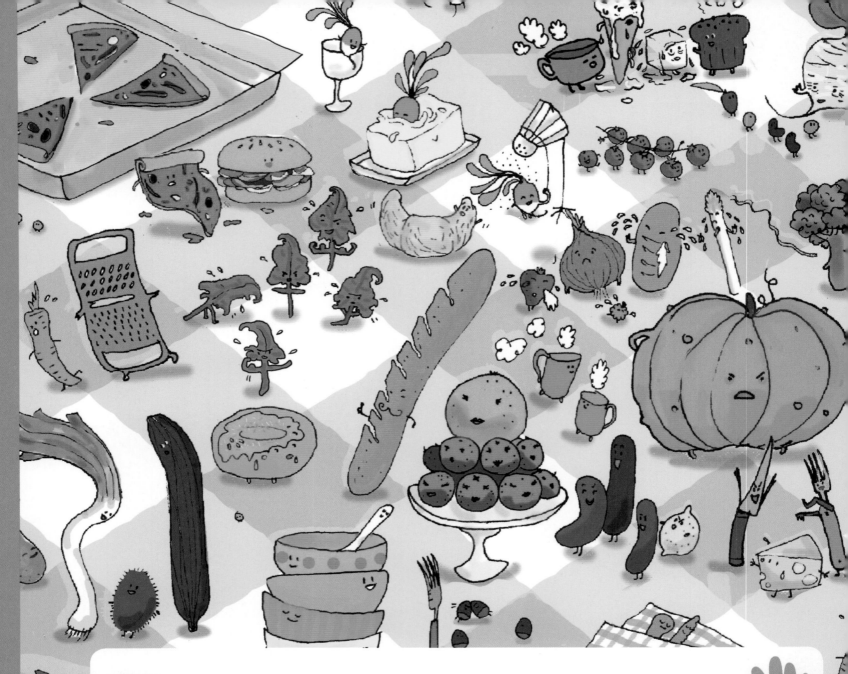

辨认食物

看看这些食物对你有哪些好处？在图片中找到它们。

这些食物带给你能量，让你能跑能跳！

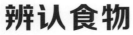 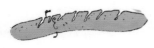

水果和蔬菜富含维生素，能让你保持健康。

 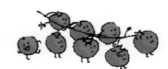   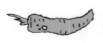

这些食物能帮助你生长和自我修复。

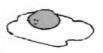 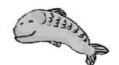

 34

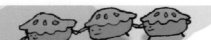

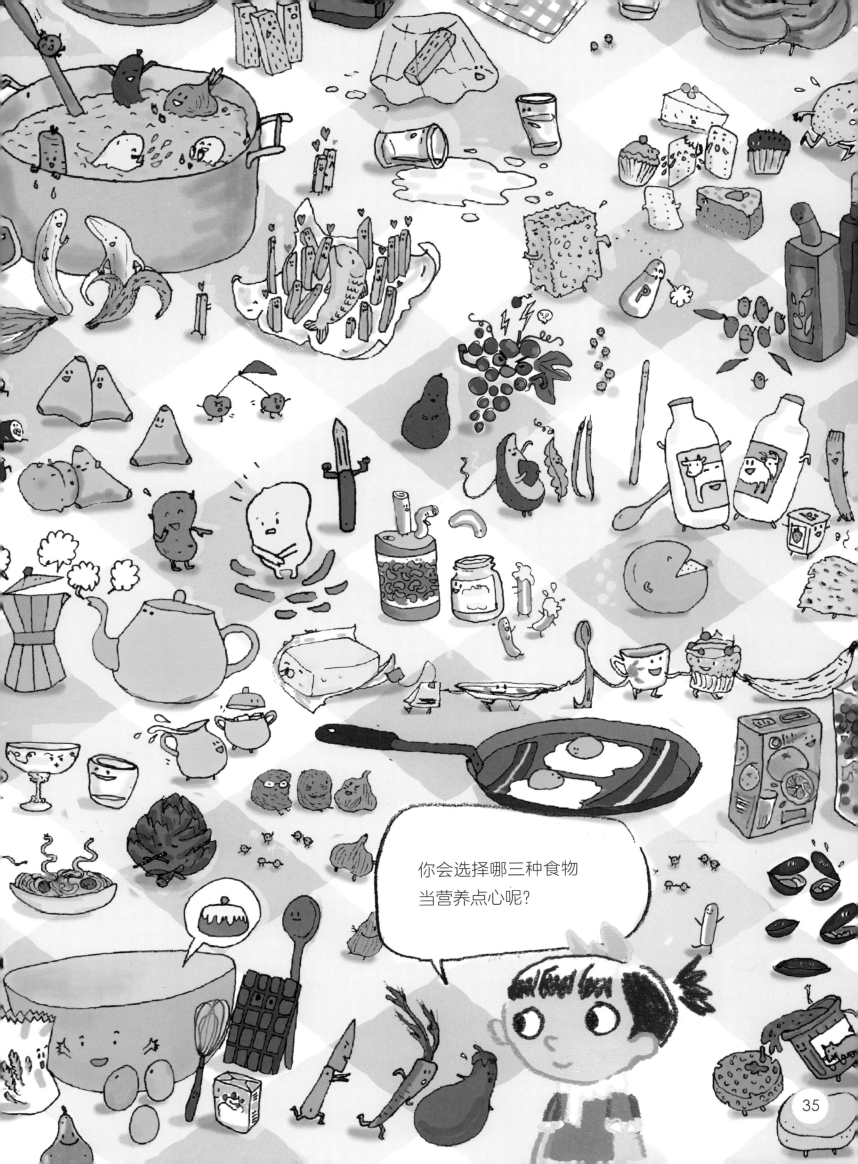

你会选择哪三种食物
当营养点心呢？

上厕所

玩一个"忙碌的身体"游戏！

食物被运送到你身体的不同部位。身体会
吸收营养，并丢掉废物。这些废物会在你
上厕所的时候排出来。

你需要

骰子

角色卡

你可以将小纸片对折，
做成角色卡。

大脑

带走废物
（到垃圾桶）

暂停一

暂停一次

输送食物
（到骨头）

忙碌的

游戏

带走废物
（到垃圾桶）

肌肉

输送食
（到大脑

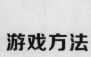

开始

游戏方法

两人或两人以上的游戏

1 在**开始**的地方放上角色卡。

2 轮流掷骰子，跟着蓝色的箭头和文字指示前进，
   直到你走到垃圾桶处。

3 第一个到达"便便"或"尿尿"处的人胜出！

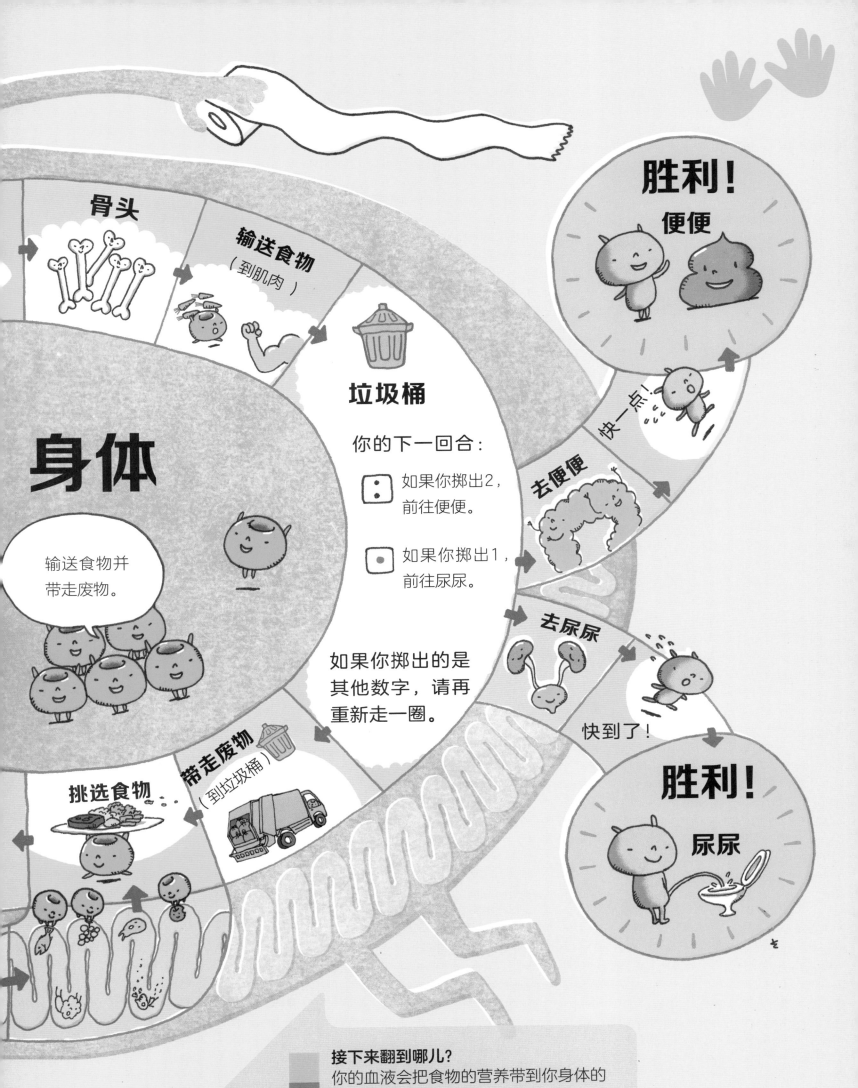

尿尿和便便

你知道你的尿尿的颜色会改变吗？

如果你的尿尿含水量较多，会呈浅黄色；如果你的尿尿里废物较多，会呈深黄色。大部分人不会在晚上睡觉的时间喝水，所以早上上厕所时尿尿的颜色会比较深。

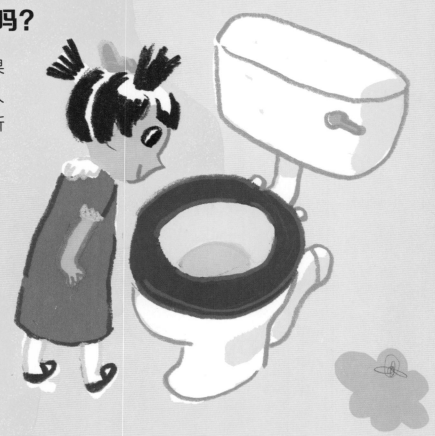

生活中的便便……

小婴儿在尿布上便便。

你在便便时会做什么事呢？

大人有时候会在便便时看书。

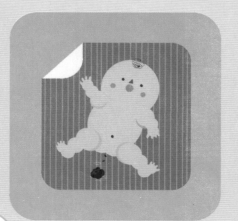

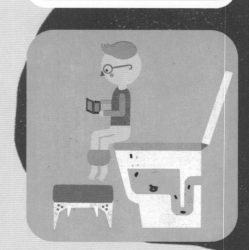

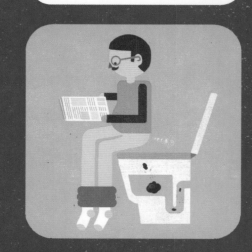

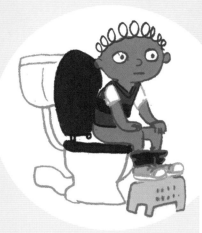

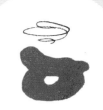

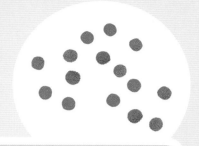

你可以找到便便的主人吗？

提示：可可喜欢吃甜食。

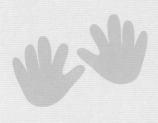

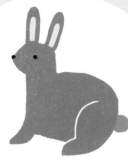

提示：兔子的便便是很小的颗粒。

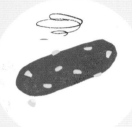

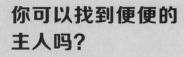

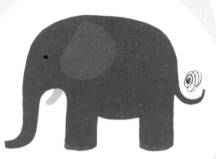

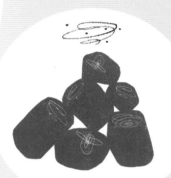

提示：大象的便便非常大。

哦！我刚刚放屁了。

为什么闻起来臭臭的呢？

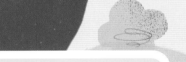

爷爷也会便便哦。

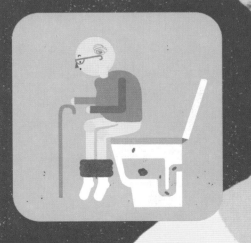

每个人都会放屁！病菌在吃掉肠子里剩下的食物后，会制造有味道的气体。放屁可以将这些气体从身体里排出去。

我的皮肤

你的皮肤覆盖着整个身体。

可可正在琢磨着自己的皮肤以及它是怎样保护自己的。
我们可以看到她脑海中浮想联翩的内容。

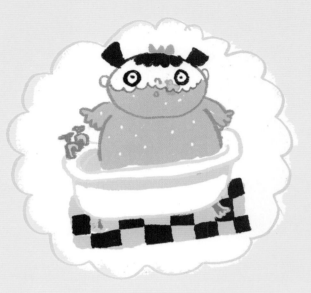

我的皮肤是**防水**的。
要不然在我洗澡时，
水就会渗进皮肤里。

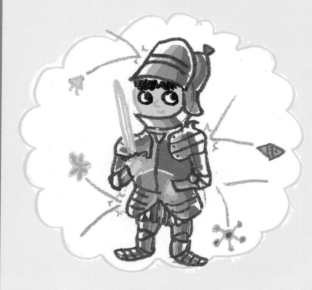

我的皮肤像一套盔甲。它
保护我抵御病菌的攻击。

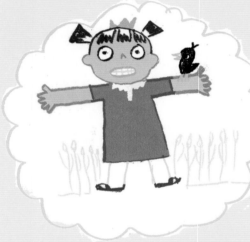

我的皮肤具有**弹性**。如果
没有弹性，我就会像僵硬
的稻草人一样。

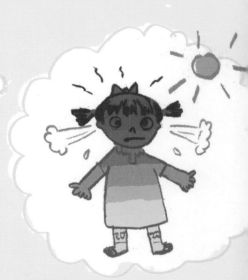

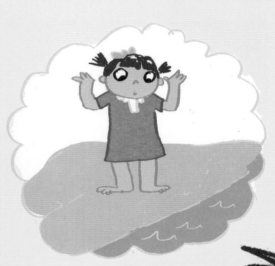

我的皮肤有**感觉**。
它让我感觉到脚下
滚烫的沙子。

我的皮肤帮我**降温**，避免
我在太阳下体温过高。

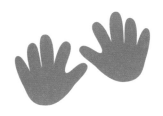

指纹印章

制作指纹人偶。

你需要

颜料或印泥、纸

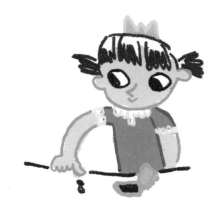

❶ 将你的手指蘸上颜料或按压一下印泥，
然后按压在纸上。

❷ 等到颜料晾干后，你就可以在指纹上画上手臂、腿和脸了。

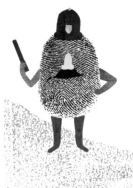
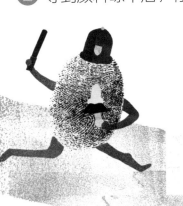
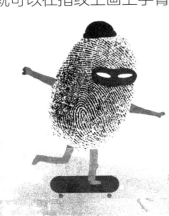
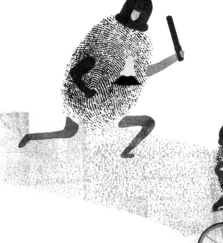

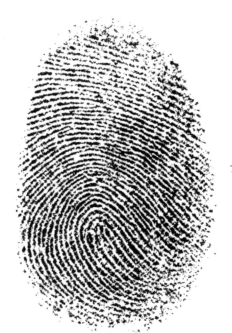
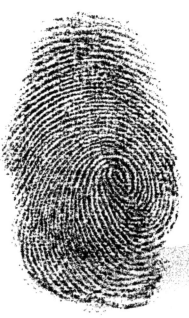
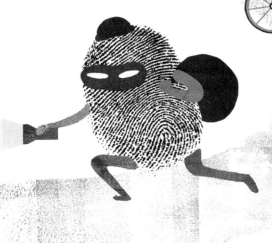

找不同

每个人的指纹长得都不一样。印下你的指纹后，
也邀请朋友印下指纹，看看哪里不一样？

人们的肤色也有不
同。你的皮肤是什
么颜色的呢？

接下来翻到哪儿？
你的皮肤保护着你的身体。
请翻到**第27页**——可可的伤口
结痂了。

我的骨头

敲一敲！体内坚硬的部分就是你的骨头。

体内的骨头一起组成一副支撑身体的骨架。如果没有骨架，身体就会变得软软的，瘫成一堆。

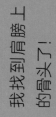

可以把书转过来，方便你看到整个骨架。

这里是头骨。它就像一顶安全帽，能保护我们脆弱的大脑。

肋骨用来保护心脏和肺部。

我找到了肩膀上的骨头了！

你能摸到自己手臂上的骨头吗？在骨架上找出它的位置。

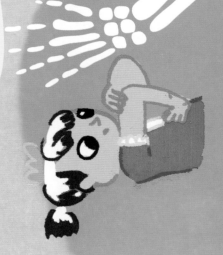

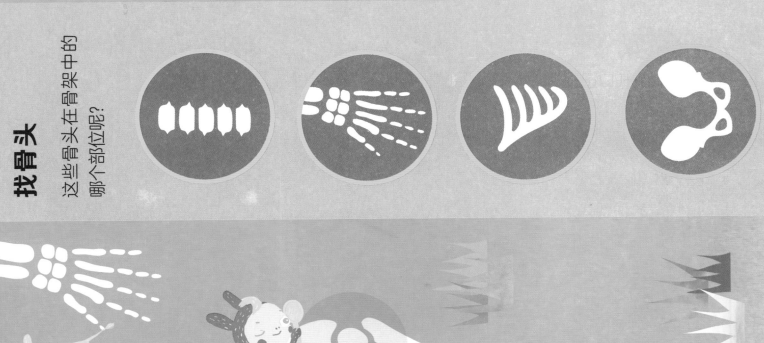

找骨头

这些骨头在骨架中的哪个部位呢?

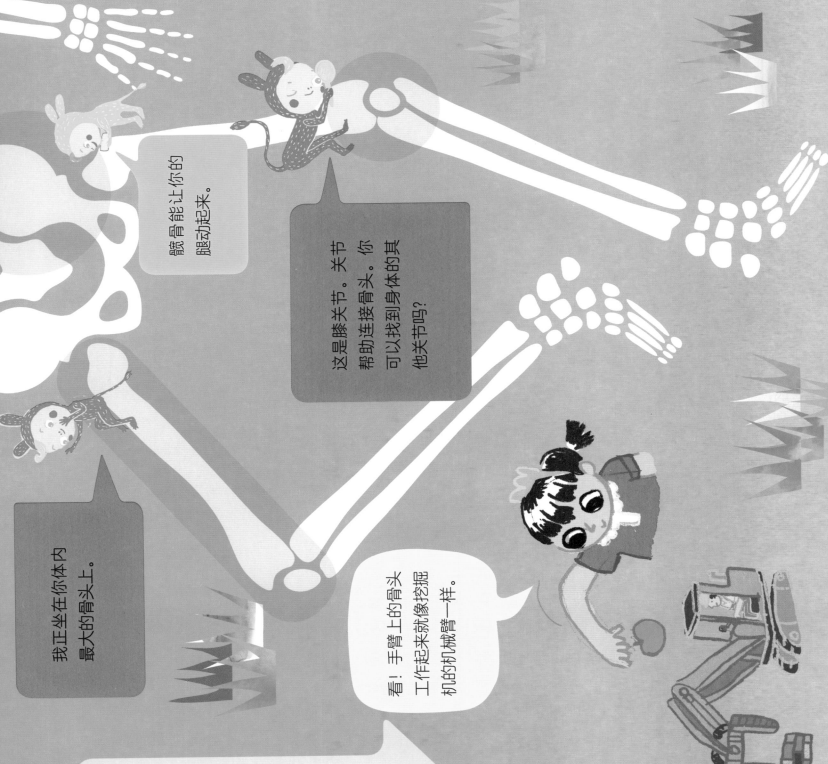

髋骨能让你的腿动起来。

这是膝关节。关节帮助连接骨头。你可以找到身体的其他关节吗?

我正坐在你体内最大的骨头上。

看!手臂上的骨头工作起来就像挖掘机的机械臂一样。

接下来翻到哪儿?
你用肌肉牵动骨头运动。
请翻到第46页——我的肌肉。

我长大了

随着年龄的增长，你会越长越高。
这是因为你的骨头也在长大。

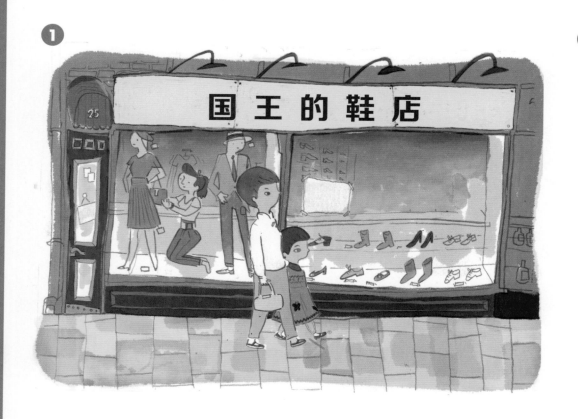

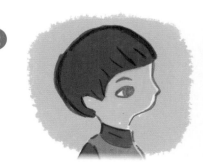

她是珊珊……

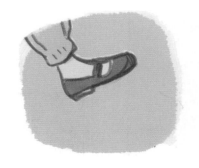

这是她最喜欢的鞋子。

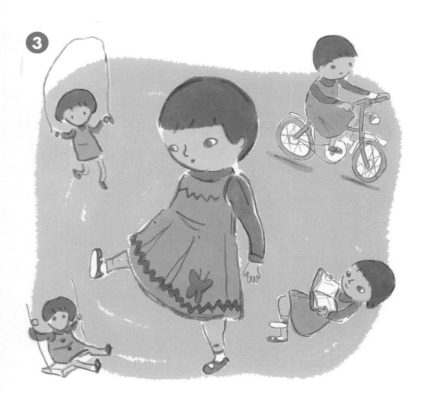

不管珊珊去哪里，她都穿着这双鞋子！

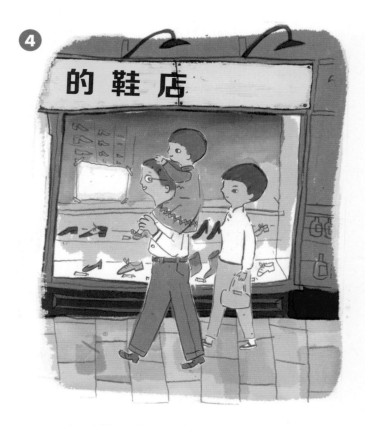

有时候，珊珊和妈妈会一起去接爸爸下班，他们会经过珊珊最爱的鞋店。

⑤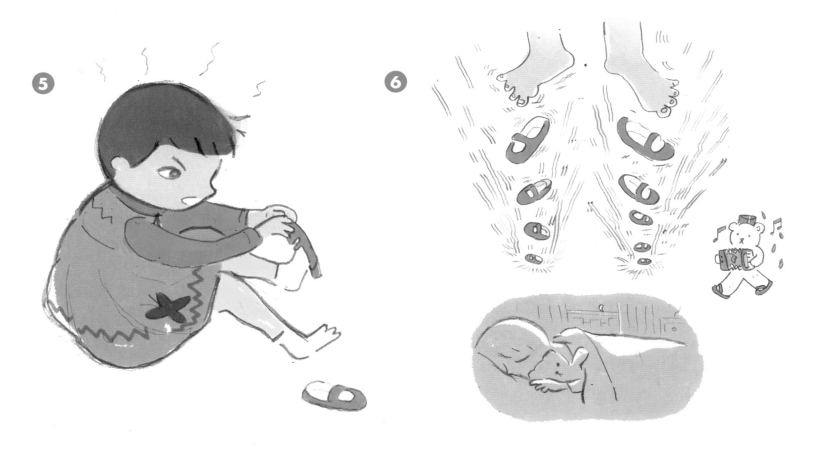

有一天，珊珊穿不下她最喜欢的鞋子了！
它们太紧了。究竟发生了什么呢？

⑥

那天晚上，珊珊梦见她的鞋子变小了，
小到连泰迪熊都能穿上她的鞋子！

⑦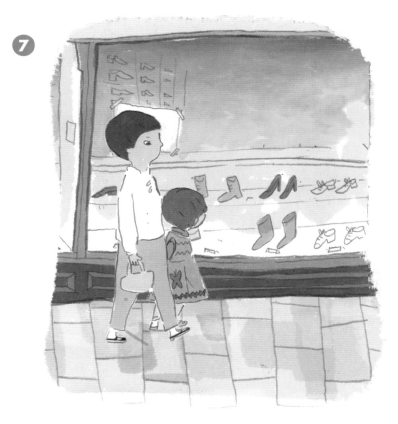

妈妈带她去她最爱的鞋店。妈妈笑着
说："鞋子不会变小，是你的脚长大了，
我们再买双新的吧！"

⑧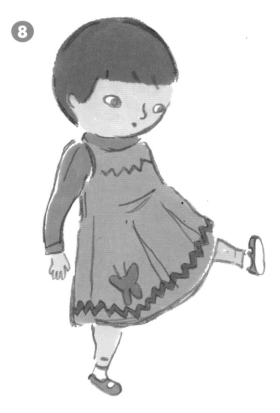

珊珊很喜爱她的新鞋子，现在这双鞋是
她最喜欢的。不管珊珊去哪里，她都穿
着这双鞋。

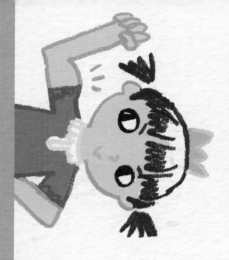

我的肌肉

**试试看！你可以先摸摸头，
再摸摸脚吗？**

你的肌肉可以帮助你动起来！

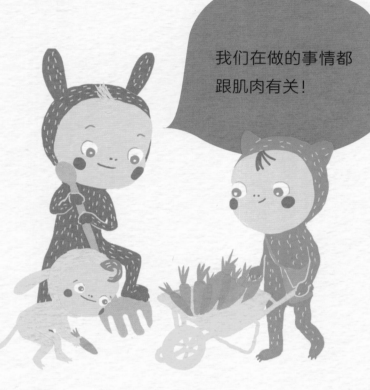

我们在做的事情都跟肌肉有关！

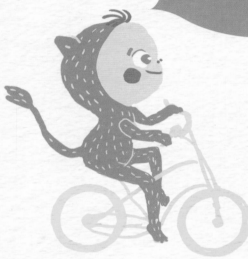

丁零——丁零——我正在用腿部的肌肉骑自行车。

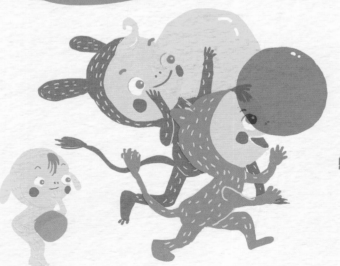

快接住！我们正在用手臂的肌肉抛接球。

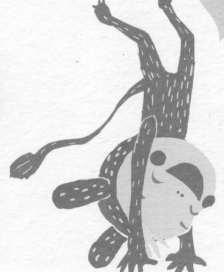

当我们玩杂耍的时候，会动用很多肌肉。

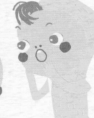

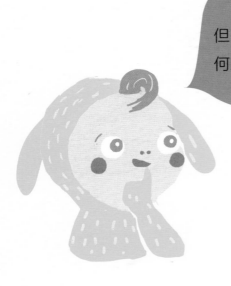

但是肌肉是如何工作的呢？

肌肉可以牵拉着骨头，有点像用很多条线控制的玩偶一样。

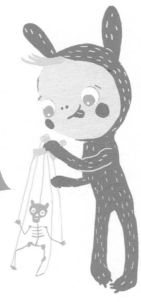

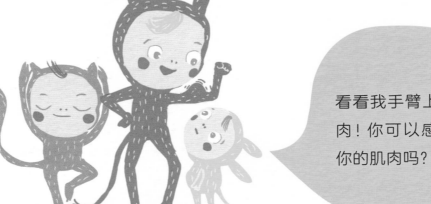

看看我手臂上的肌肉！你可以感受到你的肌肉吗？

肌肉的力量

下面就是当你的手臂弯曲或伸直时身体里肌肉和骨头的变化。

伸直你的手臂

弯曲你的手臂

你的肌肉变短了……

你的肌肉放松了……

……你的骨头被向上拉起。

……骨头就下垂了。

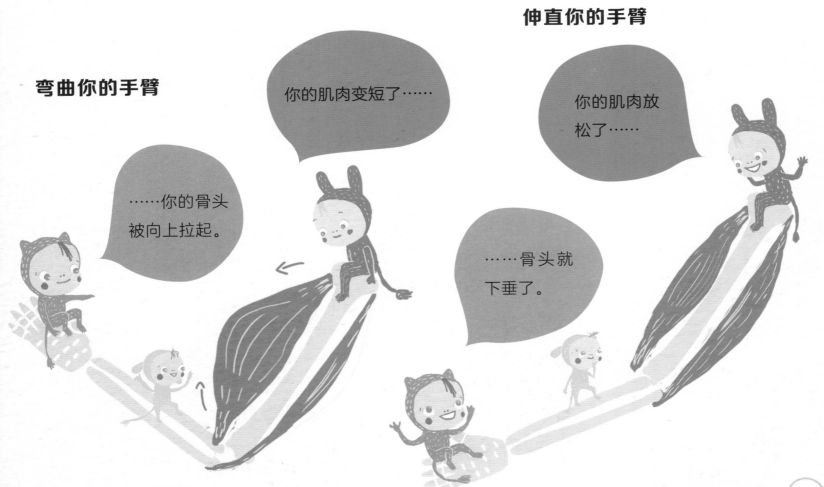

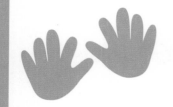

动起来

练习每个动作，然后请朋友发出动作指令。当你做错时，就换你的朋友来做动作！

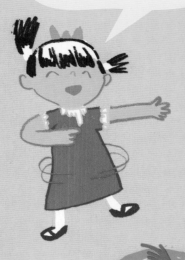

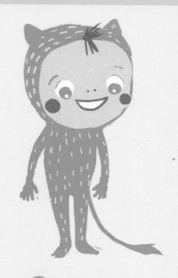

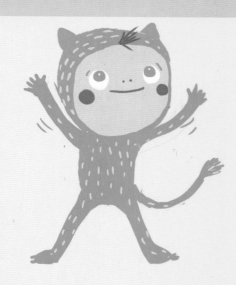

❶ 准备好了吗？

❷ 星形跳跃。

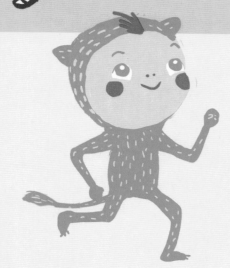

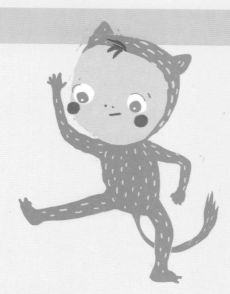

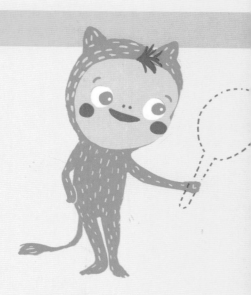

❹ 原地跑步。

❺ 踢球。

❻ 挥球拍。

我知道！就是屁股。
它们又叫臀大肌。

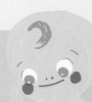

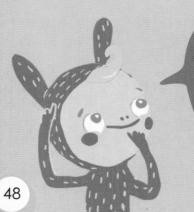

我想知道身体里最大的肌肉在哪里。

接下来翻到哪儿？
大部分的肌肉都依附在骨头上。
请翻到**第42页**——我的骨头。

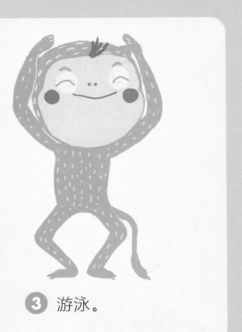

3 游泳。

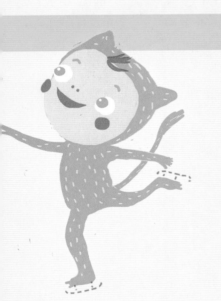

7 溜冰。

你的心脏也
是肌肉哦!

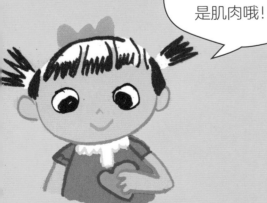

有多少块肌肉?

你的脸上大约有40块肌肉,这些肌肉能牵动你的面部做出表情,
让你看起来快乐、悲伤、惊讶或生气。

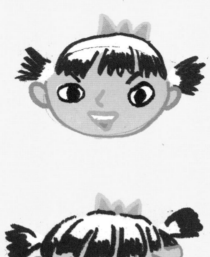

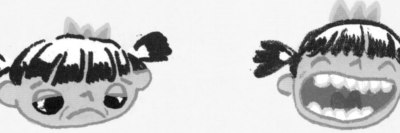

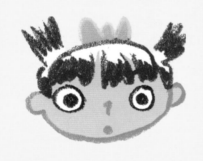

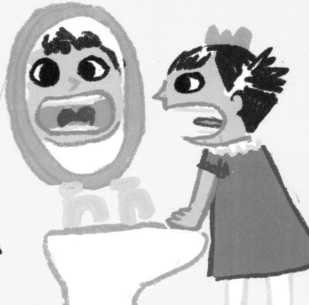

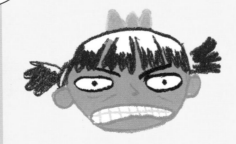

你还能做出其他有趣的
表情吗?

跳房子游戏

让我们玩一个让肌肉动起来的游戏吧!

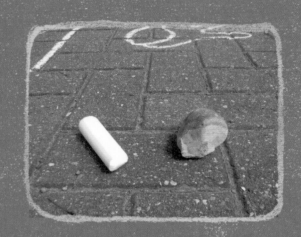

需要大人帮忙!

你需要

石头、粉笔、
空地、几个小伙伴

游戏开始

对照大人的身高,在空地上画出一个身体图形。再分出格子,
为每个格子编号。

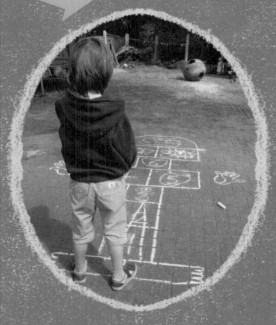
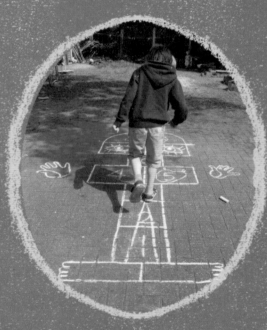
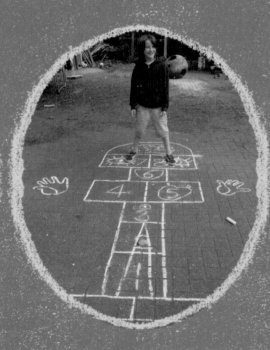

游戏方法

1 将一块石头丢到1号格子,然后越过1号格子,直接跳到2号。

2 顺着数字往前跳,直到最后一个。

3 转过身,再用同样的方式往回跳。

当……就得换你的朋友玩。

· 你的石头没有落到正确的格子里。
· 你踩到有石头的格子里。
· 你的脚踩到白色的边界线。

赢家就是……

第一个把石头正确地扔进过
所有8个格子的人。

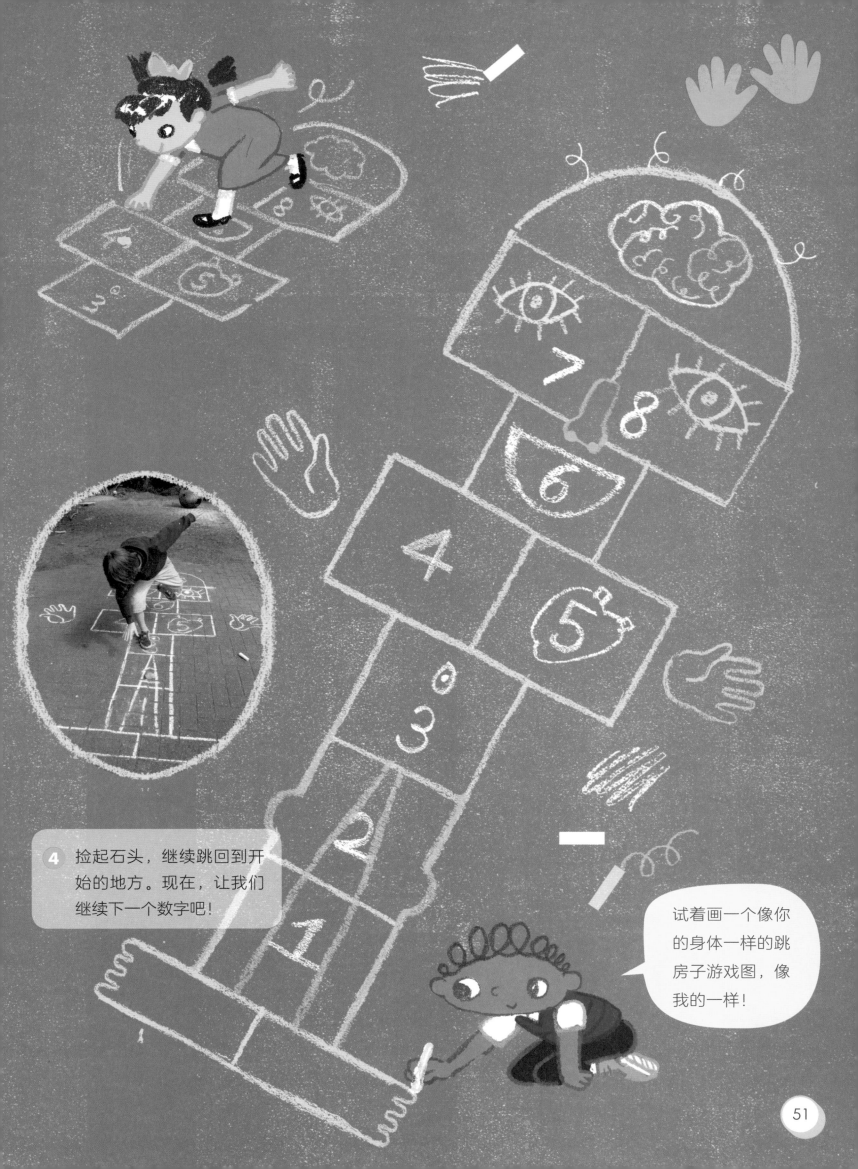

4 捡起石头，继续跳回到开始的地方。现在，让我们继续下一个数字吧！

试着画一个像你的身体一样的跳房子游戏图，像我的一样！

保持健康

早起让身心都健康。

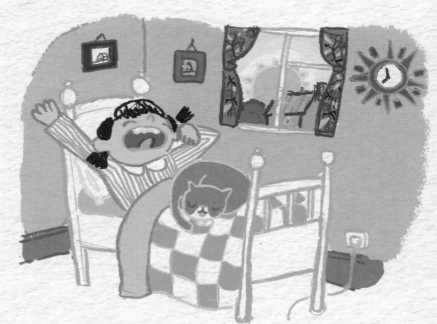

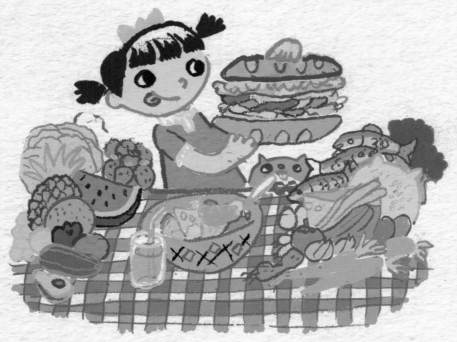

多样健康的饮食，能帮助大脑好好思考。

冲个凉，洗个澡，
在浴缸里游个泳，
多么开心！

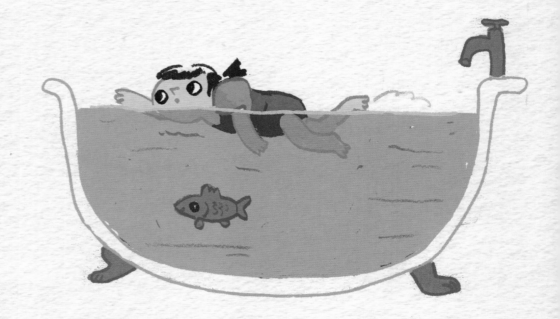

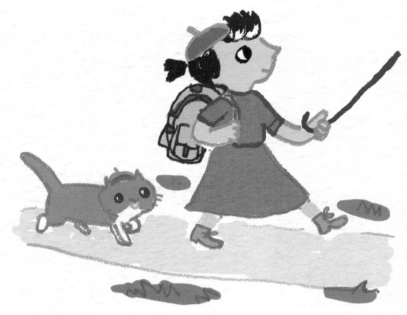

骑车、散步、跳跃和跑步
——做有益身心健康的运动多么有趣。

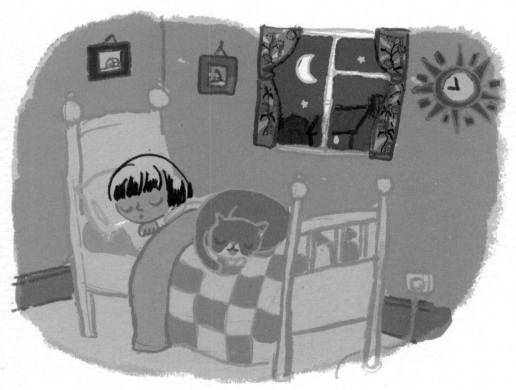

早睡会让你每天保持舒适和健康。

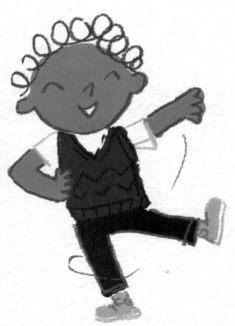

待人亲切，让自己从头到脚快乐又健康地成长！

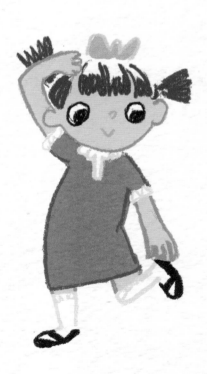

生病了

每个人都会有身体不舒服的时候。

当你生病时，要去医院看医生。

这所医院发生了什么事情？

谁正在做视力检测呢？

你能数出多少只包扎过的动物呢？

谁刚刚生了小宝宝呢？

小眼睛大侦探

和朋友一起玩这个游戏，找到下面的动物：

一只腿上打石膏的狐狸

一只打电话的鸭子

一只生病的
火鸡

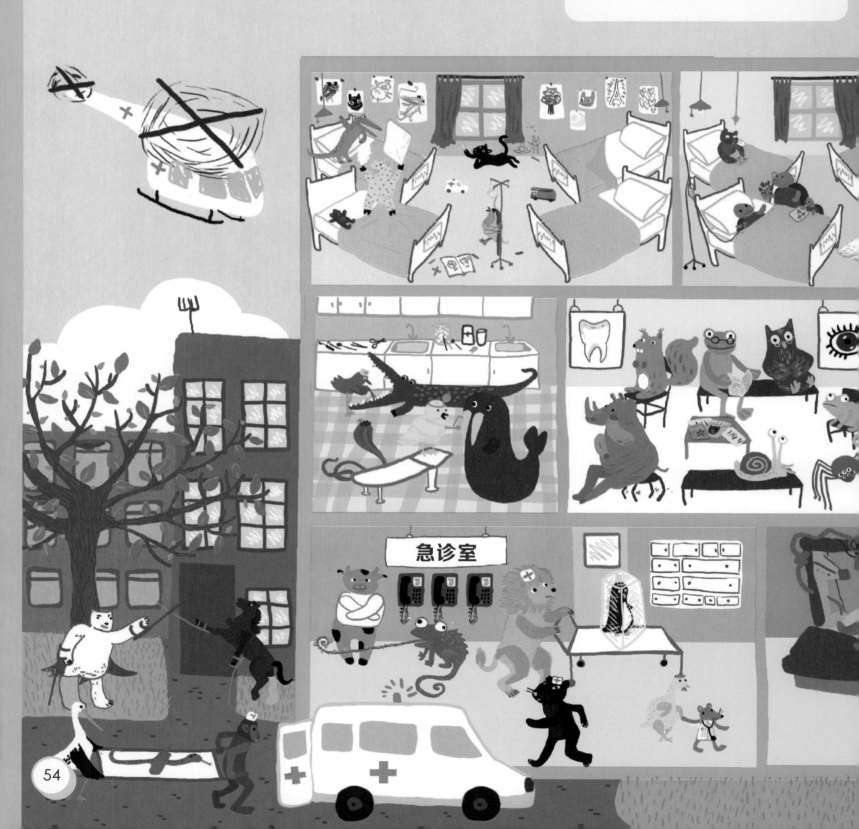

54

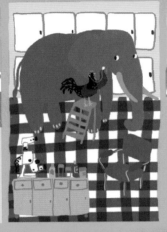

医院

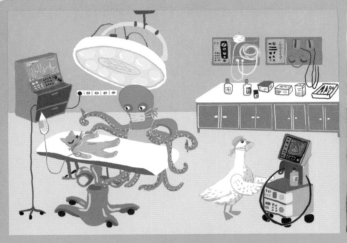
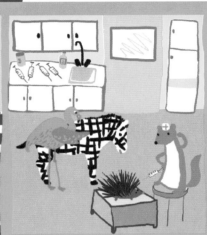
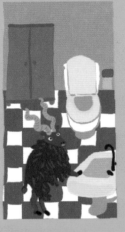

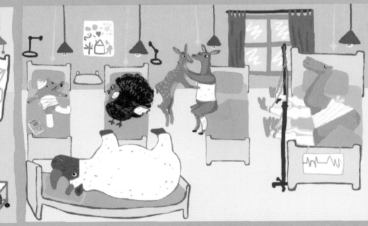
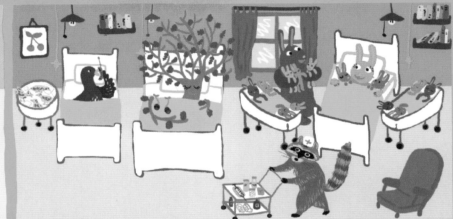

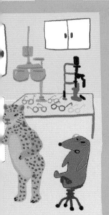

抓抓
挠挠

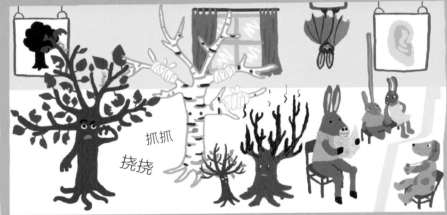
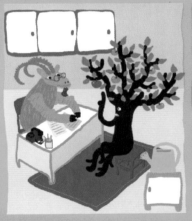
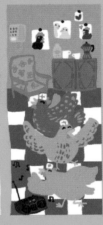

候诊室

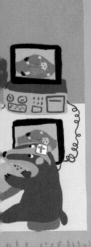
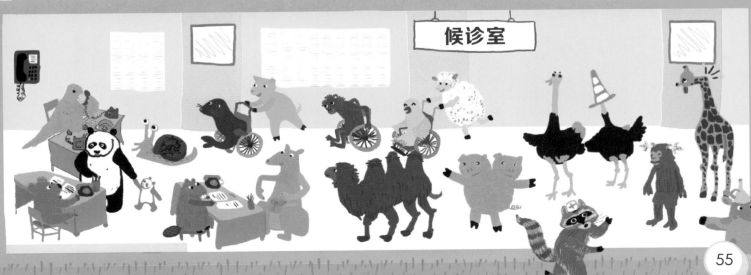

睡觉

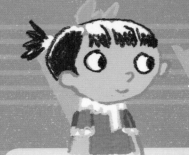

你都在什么时间睡觉呢？你会跟你最喜欢的玩具一起睡吗？

睡眠帮助你保持健康，让你不断成长。

每天睡10到12个小时的话，隔天早上会很有精神哦!

我正在努力让骨头长得更长一点!

你的骨头在夜晚也能持续生长。

可可睡着了。你能看到发生了什么事情吗？你也像可可一样，睡觉时打呼噜吗？

让我们把苹果捣碎，为明天储存能量!

当你睡着的时候，身体的某些部位还在继续努力地工作哦!

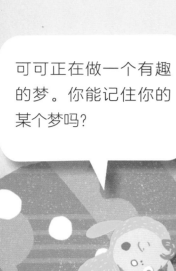

可可正在做一个有趣的梦。你能记住你的某个梦吗?

让我们把一头大象放进造梦机器里吧!

到了晚上,大脑会整理你一整天所看到、学到的东西。

我正在帮她制造打呼声,呼噜噜——

我看到有个需要修复的伤痕。

接下来翻到哪儿?
你的身体会发出声音,不论是你醒着还是睡着的时候。

请翻到**第62页——身体的声音**。

57

宝宝

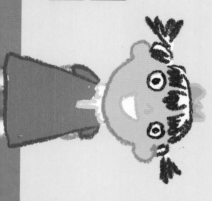

宝宝是从哪里来的呢?

宝宝是从妈妈的肚子里生出来的。

虽然很难想象,但你曾经是一个很小的婴儿。

在你出生前,你小到可以住在妈妈的肚子里!

我们的诞生归功于妈妈的卵子和爸爸的精子。当它们相遇时,就可以创造一个宝宝了。

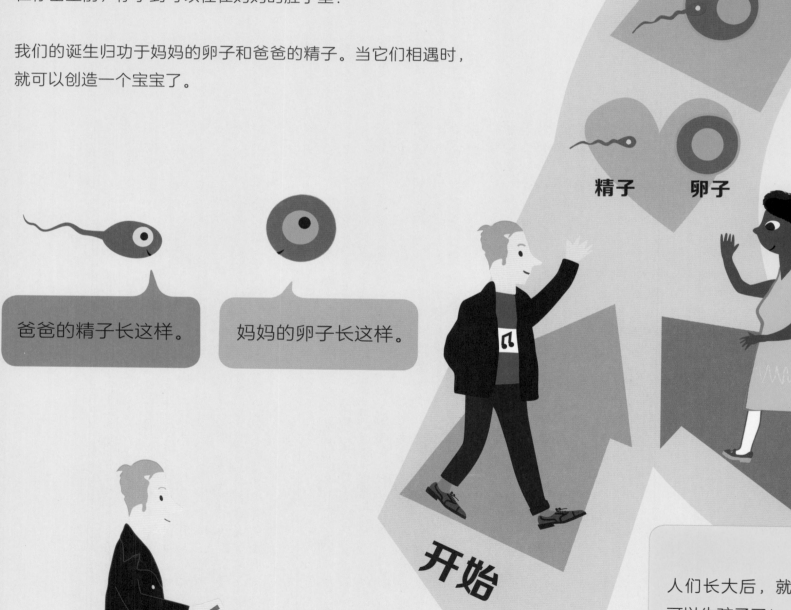

精子　卵子

爸爸的精子长这样。

妈妈的卵子长这样。

开始

人们长大后,就可以生孩子了!

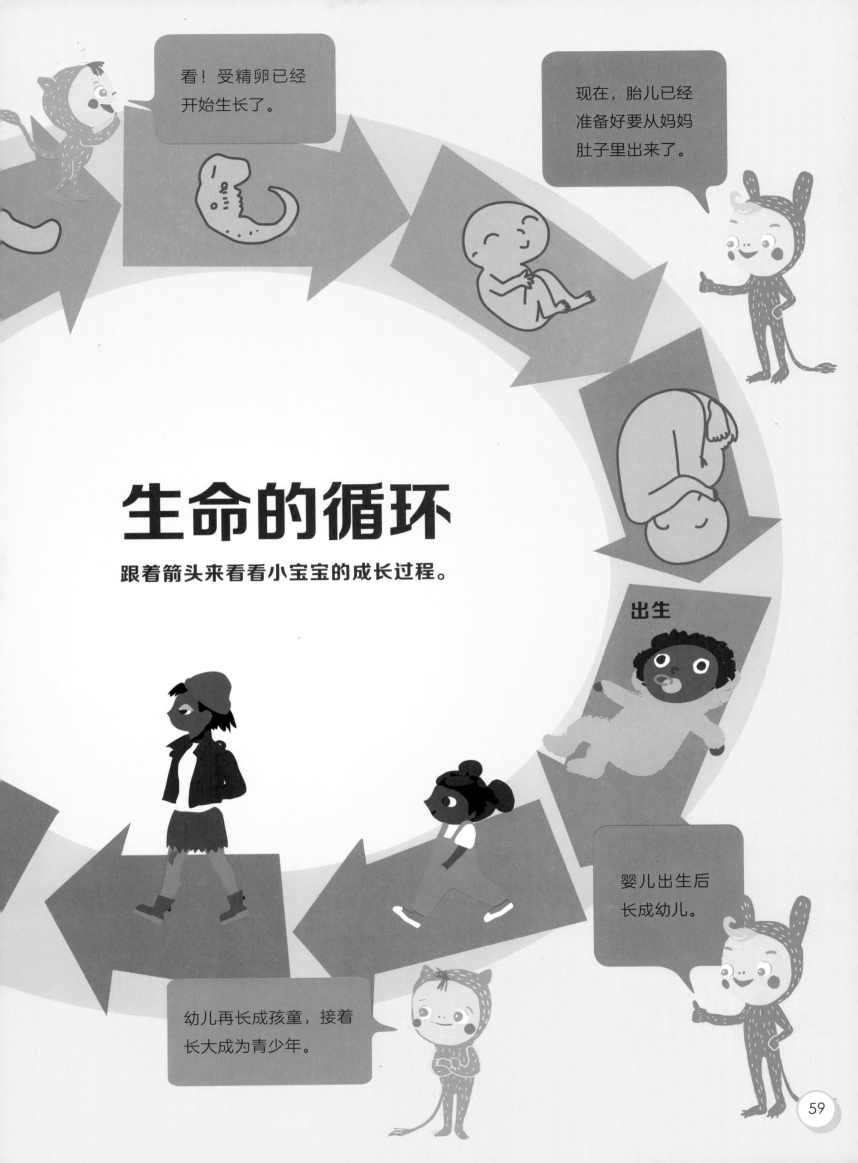

我的感受

你今天觉得怎么样？跟着诗歌唱一唱。

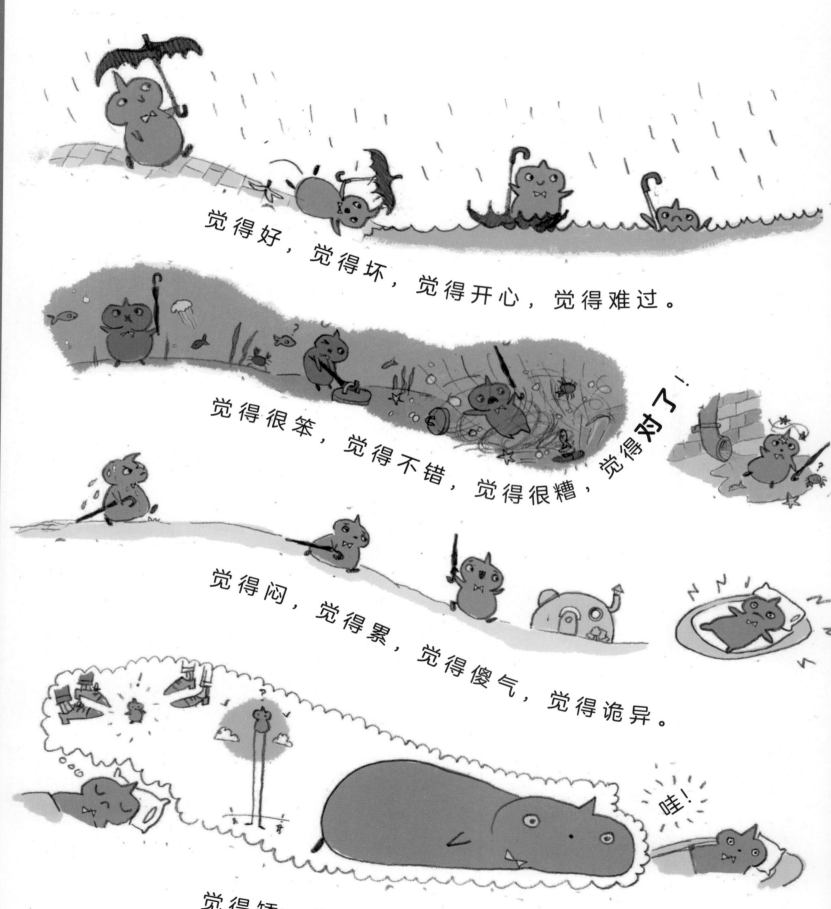

觉得好，觉得坏，觉得开心，觉得难过。

觉得很笨，觉得不错，觉得很糟，觉得对了！

觉得闷，觉得累，觉得傻气，觉得诡异。

觉得矮，觉得高，觉得好大，觉得好小。

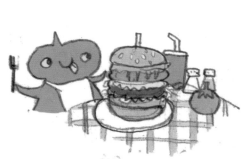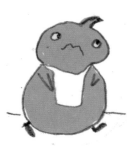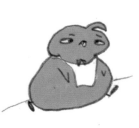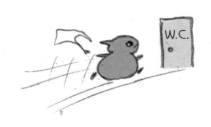

觉得很好，觉得病了，觉得好慢，觉得好快。

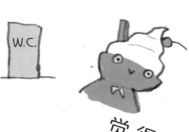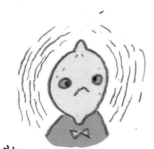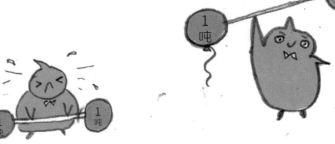

觉得甜，觉得酸，觉得虚弱，觉得**力量满满**！

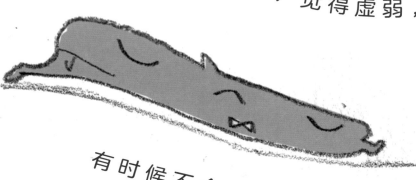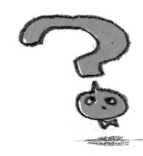

有时候不会有许多感受，有时候不确定究竟是什么感受。

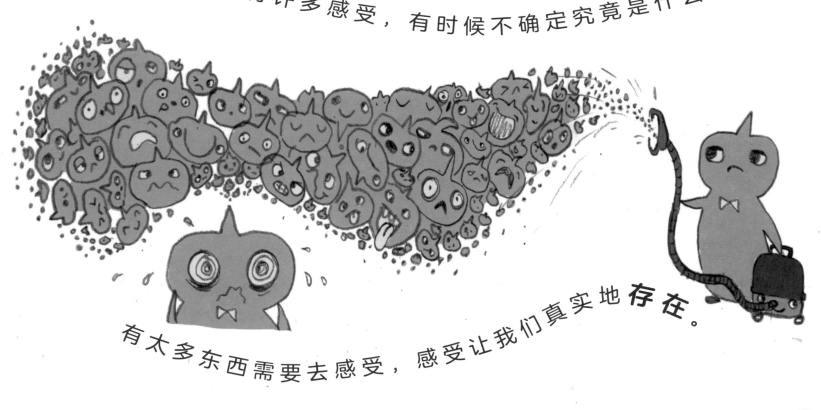

有太多东西需要去感受，感受让我们真实地**存在**。

身体的声音

让我们来玩一个发出声音的游戏。嗝——我们的身体会发出各种声音，不管是醒着还是睡着的时候。

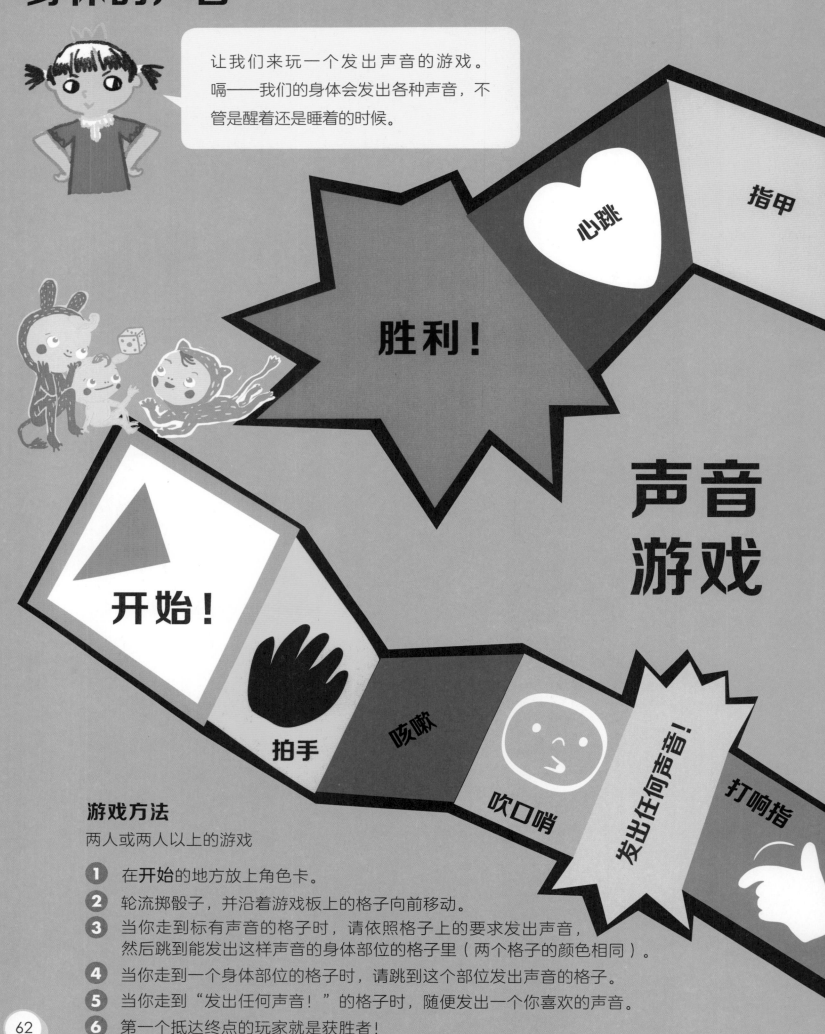

胜利！

心跳

指甲

声音
游戏

开始！

拍手

咳嗽

吹口哨

发出任何声音！

打响指

游戏方法
两人或两人以上的游戏

1. 在**开始**的地方放上角色卡。
2. 轮流掷骰子，并沿着游戏板上的格子向前移动。
3. 当你走到标有声音的格子时，请依照格子上的要求发出声音，然后跳到能发出这样声音的身体部位的格子里（两个格子的颜色相同）。
4. 当你走到一个身体部位的格子时，请跳到这个部位发出声音的格子。
5. 当你走到"发出任何声音！"的格子时，随便发出一个你喜欢的声音。
6. 第一个抵达终点的玩家就是获胜者！

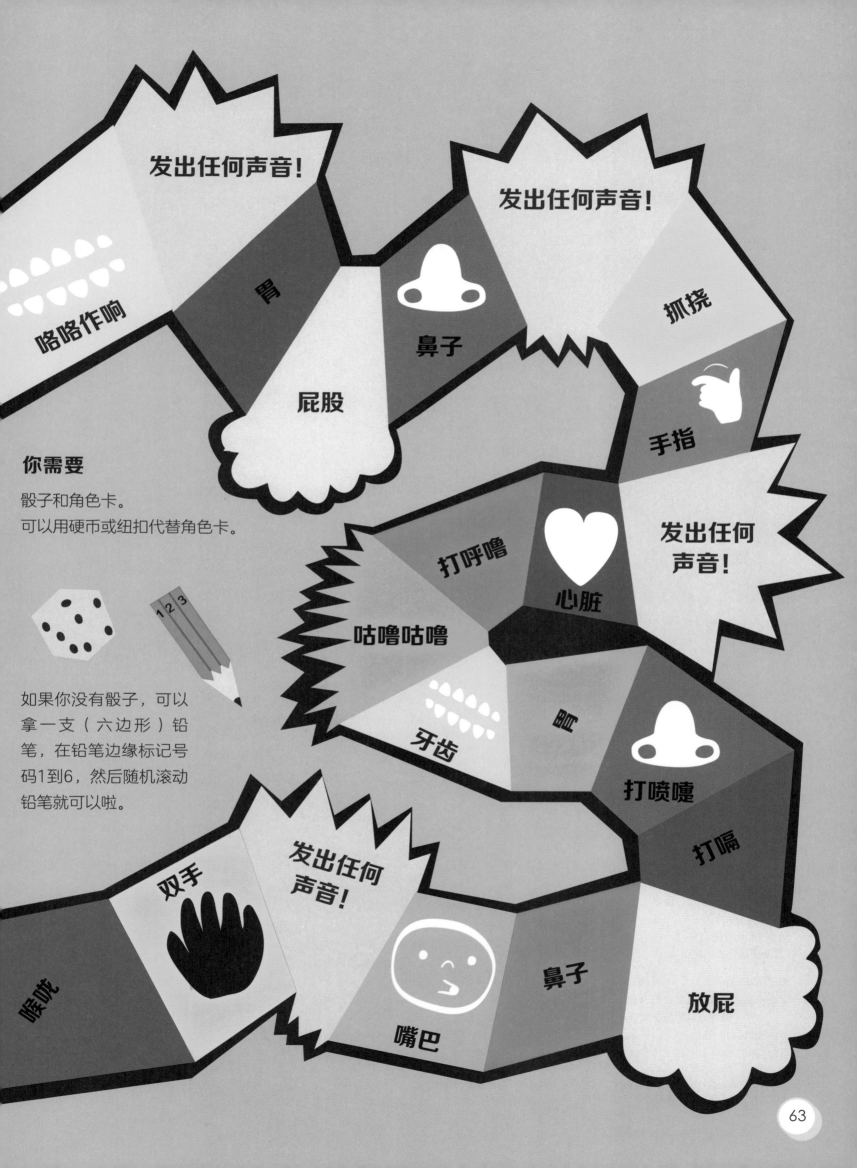

索引

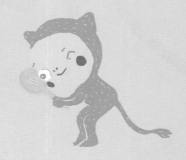

你可以在这里查一查身体不同部位的名称，并找出页码。利用首字的中文笔画数来找相关的字词。

图书在版编目（CIP）数据

从头到脚透视身体书 ／（法）苏菲·多瓦文；英国OKIDO工作室图；陈郁婷译. —— 北京 ：北京联合出版公司，2018.5
（启发精选神奇透视绘本）
ISBN 978—7—5596—2090—3

Ⅰ．①从… Ⅱ．①苏… ②英… ③陈… Ⅲ．①人体—少儿读物 Ⅳ．①R32—49

中国版本图书馆CIP数据核字(2018)第094622号

著作权合同登记　图字：01—2018—2811号

从头到脚透视身体书
（启发精选神奇透视绘本）

文：〔法〕苏菲·多瓦　　图：〔英〕OKIDO工作室　　翻译：陈郁婷
选题策划：北京启发世纪图书有限责任公司
　　　　　台湾麦克股份有限公司
责任编辑：刘　恒
特约编辑：陈叶君　谢灵玲　郭　漫　特约美编：陈亚南　刘邵玲

My Head-to-toe Body Book
Published by arrangement with Thames & Hudson Ltd, London
My Head-to-toe Body Book © 2012 OKIDO
the arts and science magazine for kids
www.okido.co.uk
Photographs Copyright © Thames & Hudson Ltd, London, unless otherwise noted
Written by Dr. Sophie Dauvois
Illustration by OKIDO Studio: Alex Barrow, Maggie Li and Rachel Ortas
Design by OKIDO Studio: Gigi Ho
Special thanks to: Charlotte Brewin, Alice Tabuchi and Miqui Viars for their help; Edmund Fung for the Touch and Guess activity; Emil Gordon and Cleo Ferin for the Moustache postcard; and Emil Gordon and Sabrina Tabuchi for being astronauts
Science consultant: Dr Jane Maloney, Institute of Education, University of London
This edition first published in China in 2018 by Beijing Cheerful Century Co., Ltd, Beijing
Simplified Chinese edition © 2018 Beijing Cheerful Century Co., Ltd
All Rights Reserved.

北京联合出版公司出版
（北京市西城区德外大街 83 号楼 9 层　100088）
恒美印务（广州）有限公司印刷 新华书店经销
字数105千字　787毫米×1092毫米　1/8　印张9
2018年5月第1版　2018年5月第1次印刷
ISBN 978—7—5596—2090—3
定价：68.00元